Yase-Institut

Ohrakupunktur I einfach I klar I effektiv

Anschrift des Autors:
Jan Seeber
Rebenstr. 57
D-26121 Oldenburg

1. Auflage 2008
Herstellung und Verlag: Books on Demand GmbH, Norderstedt
ISBN 9783837027815

Zum Buch:

Die Ohrakupunktur ist ein hervorragendes, eigenständiges Heilverfahren, welches insbesondere bei Orthopädischen Erkrankungen eine herausragende Wirkung zeigt. Dank ihres schnellen Wirkungseintritts und der einfachen Anwendung findet die Ohrakupunktur zunehmend Verbreitung gerade in orthopädischen, hausärztlichen oder heilpraktischen Praxen. Dabei zeigt sie langanhaltende Erfolge und lässt sich auch mit anderen Therapieverfahren hervorragend kombinieren.

In diesem praktischen Leitfaden wird die Ohrakupunktur nach der Systematik der „Balancierten Ohrakupunktur nach Seeber" vorgestellt. Dadurch sind Sie in der Lage, mit wenigen einfachen Schritten selbstständig (fast) jedes Krankheitsbild zu behandeln und zufriedene Patienten zu bekommen.

Auch Erkrankungen wie Morbus Sudek oder Fersensporn, die oftmals eine lange und schwierige Therapie nach sich ziehen, lassen sich mit der Balancierten Ohrakupunktur gut und schnell behandeln.

Die Balancierte Ohrakupunktur ist sofort und in jeder Praxis leicht einsetzbar.

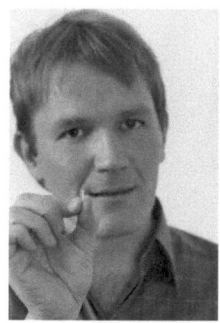

Zum Autor:

Jan Seeber ist praktischer Arzt und arbeitet seit über 15 Jahren mit dem Schwerpunkt Ohrakupunktur. Neben seiner Praxistätigkeit im „MediQi - Zentrum für chinesische Medizin Bremen Nord" unterrichtet er Akupunktur und hat das „Yase-Institut - Lehrinstitut für Ohrakupunktur" in Oldenburg gegründet. Hier lehrt er das von ihm entwickelte System der „Balancierten Ohrakupunktur nach Seeber".

Dieses Buch widme ich meinem Vater Günter Seeber, der mir das wissenschaftliche Denken und Arbeiten beibrachte und es mir mit unseren Diskussionen ermöglichte, grundlegende Konzepte zu hinterfragen und eigene Antworten zu finden.

Inhaltsverzeichnis

Einleitung

Ohrakupunktur in der Orthopädie

Die Ohrakupunktur selbst ist ein solides heilerisches Handwerkszeug, welches in der Orthopädie hervorragende Erfolge vorzuweisen hat. Die Ohrakupunktur geht schnell, ist erfolgreich und macht Spaß. Mit dem **System** der **Balancierten Ohrakupunktur** bekommen Sie ein Handwerkszeug in die Hand, welches Sie vollkommen sicher zum erfolgreichen Behandeln führt.

Bei der **Ohrakupunktur** handelt es sich um die Therapie über die Chefetage, denn sie beruht auf der Spiegelung des menschlichen Körpers am Ohr (Somatotopie). Genauer gesagt: Die Spiegelung der unterschiedlichen Aktivitäten des Körpers im Gehirn. Diesen Weg andersherum benutzend gibt die Akupunkturnadel über das Ohr Impulse an das Gehirn zur Behandlung der Störungen im Körper.

Der **große Vorteil der Ohrakupunktur** gegenüber anderen Behandlungsverfahren liegt darin, dass alle Aspekte des Krankheitsgeschehens über die Steuerungsachse Gehirn (Steuerung) und Ohr erfasst und beeinflusst werden. Das bedeutet, dass sowohl die lokalen organischen Befunde, als auch die endokrine Entzündungsreaktion und die psychischen Anteile des Krankheitsgeschehens gemeinsam behandelt werden. Selbst Störfelder zeigen sich am Ohr als aktive Zone und werden so geradezu automatisch mit in die Therapie einbezogen. Dies macht die Ohrakupunktur zu einem effektiven und äußerst wirkungsvollen Therapieverfahren bei fast jedem Krankheitsbild.

Die **Balancierte Ohrakupunktur** ist eine spezielle Herangehensweise in der Ohrakupunktur. Sie nutzt vorhandene Konzepte und Techniken der Ohrakupunktur, setzt diese aber in einer ganz speziellen Form zusammen. Dieser Ansatz ermöglicht es Therapeuten, die Ohrakupunktur einfacher und direkter beim Patienten anzuwenden. Vertiefende Informationen finden Sie im Internet unter „www.Balancierte-Ohrakupunktur.de".

Was die Ohrakupunktur kann – und was nicht

**Die Ohrakupunktur reguliert, was gestört ist,
doch kann nicht reparieren, was zerstört ist.**

In der Orthopädie bedeutet dies, dass der Arthroseschmerz weniger und die Beweglichkeit mehr wird, doch der Knorpel kehrt nicht zurück und das Röntgenbild verändert sich nicht.

Alles, was im Regulationssystem Körper über das Gehirn erfasst wird, kann sich am Ohr zeigen und ist auch beeinflussbar. Alles, was sich außerhalb der Regulation aufhält (z.B. Krebs), kann nicht beeinflusst – und meist auch nicht am Ohr erkannt werden!

Akute Erkrankungen sind in der Regel mit wenigen Ohrakupunktur Behandlungen erfolgreich kuriert und bedürfen meist keiner ergänzenden medikamentösen Therapie.

Chronische Erkrankungen fordern mehr Einsatz. Kurzfristig ist die Ohrakupunktur oft völlig ausreichend, um Schmerzverminderung oder sogar Schmerzfreiheit zu erzielen. Für einen langfristigen Therapieerfolg ist aber auch *immer* eine „Haltungsänderung" des Patienten notwendig. Zum einen im orthopädischen Sinne einer Haltungsänderung (Krankengymnastik o.ä.), zum anderen aber auch im Sinne einer Lebenshaltung (Ernährungsumstellung, Stressverhalten, etc.). Der große Vorteil der Ohrakupunktur liegt hier in der Tatsache, dass unter den Behandlungen mit Ohrakupunktur die Compliance, Mitarbeit und Motivation der Patienten sehr steigt. Insbesondere gegenüber Maßnahmen zur „Haltungsänderung" sind die Patienten sehr viel offener. Ich nenne dies die „integrierende Wirkung" und halte sie für eine *spezifische* Wirkung der Ohrakupunktur. Das heißt, sie tritt bei nahezu jeder Ohrakupunktur auf, unabhängig von den Punkten und der Erkrankung.

Kontraindikationen

Es gibt einige lokale Kontraindikationen bei der Ohrakupunktur: Stechen Sie nicht in Leberflecken, Hämatome (blaue Flecken) oder Entzündungen hinein (Infektionsgefahr).

In Bezug auf Erkrankungen gibt es keine absoluten Kontraindikationen. Doch bei neurologischen Erkrankungen (MS, Epilepsie) und bei Schwangerschaft sollten Sie vorsichtig akupunktieren. Sie können zwar mit der Ohrakupunktur keine Fehlgeburt auslösen, doch wenn eine Schwangerschaftskomplikation eintritt, ist es Ihre Aufgabe, zu beweisen, dass es nicht an Ihrer Therapie lag. Das gilt sinngemäß auch für neurologische Erkrankungen, denn Sie greifen über das Ohr immerhin direkt auf das Gehirn zu. Deshalb im Zweifelsfall lieber Finger weg.

Scheinbare Komplikationen

Oft ist eine Haltungsstörung eines Menschen auch Ausdruck einer inneren schwierigen Haltung. Die Ohrakupunktur kann bei einzelnen Patienten auch die zugrunde liegenden psychischen Ursachen einer äußeren Problematik hervorbringen oder ins Bewusstsein holen. Dies geschieht, da es bei der Ohrakupunktur keine Trennung der inneren und äußeren Aspekte einer Erkrankung gibt. Damit wirkt jeder Punkt am Ohr sowohl auf den Körper, als auch auf die Psyche. Wenn jetzt eine psychische Problematik ein wesentlicher Faktor einer orthopädischen Problematik ist, so kann dies durch die Nadelung am Ohr zum Vorschein gebracht werden. In diesem Sinne ist eine emotionale Reaktion des Patienten, (z.B. Weinen) eine gute, die Stagnation lösende Reaktion und sollte nicht „weggetröstet" werden. Die Herausforderung für Sie als Therapeut, vielleicht sogar als Orthopäde, besteht darin, die Reaktion des Patienten auszuhalten und NICHTS zu tun!

Theorie

Das Vorgehen in der Balancierten Ohrakupunktur

In der Balancierten Ohrakupunktur verbinden sich zwei grundlegende Aspekte der Ohrakupunktur: Ein **Punktkonzept für ein bestimmtes Erkrankungsbild** wird mit dem **Lokalbefund am Ohr** verglichen und aus der Synthese dieser beiden Anteile ergeben sich die konkreten Punkte am Ohr dieses Patienten.

Das **Punktkonzept** in der Balancierten Ohrakupunktur folgt einem ganz klaren Schema. Dieses Schema ist für jede Erkrankung gleich. Es folgt fünf Kategorien von Punkten. Diese werden nacheinander am Ohr abgesucht und aus jeder Kategorie wird ein (!) Punkt ausgewählt. Jede Punktekategorie hat einen eigenen Ansatz und ergänzt die anderen Punktekategorien. Innerhalb einer Punktekategorie werden die in Frage kommenden Punkte am Ohr miteinander verglichen, das ist der **Lokalbefund**. Je aktiver ein Punkt sich darstellt, desto bedeutungsvoller ist er für das momentane Geschehen im Körper. Denn die Aktivität der Punkte am Ohr ist der Spiegel der Aktivität im Gehirn.

Daraus ergibt sich eine Akupunktur mit fünf Nadeln, die fünf verschiedenen Hebeln entspricht.

Bei den Kategorien handelt es sich um:

1. Die Zone Polster (Der Kontaktpunkt)

2. Punkte der Vegetativen Rinne

3. Punkte der Organabbildung

4. Schmerzpunkte

5. Regulative Punkte (vegetative und psychovegetative Punkte)

Neben der Bedeutung der Punkte spielt auch die ausgeglichene Lokalisation eine Rolle. Wenn Nadeln nur in einem Bereich des Ohres gestochen werden, braucht es noch eine Ausgleichsnadel im anderen Bereich. Dieses Prinzip nennt sich **„Ikebana"**, wie Sie wissen, die japanische Nadelsteckkunst.

Das Vorgehen in der Reihenfolge der Kategorien ermöglicht es, schnell und sicher für jedes beliebige Erkrankungsbild ein Behandlungskonzept zu erstellen. Dieses Vorgehen orientiert sich nicht an „Kochrezepten", sondern am individuellen Befund eines Patienten. Dieses Vorgehen ermöglicht mit fünf Nadeln eine effektive, da individuelle Behandlung für jeden Patienten.

Das Finden der Punkte am Ohr

Jedes Ohr ist individuell verschieden. In Größe, Form, Hautbeschaffenheit, Farbe, etc. Daher geben Ihnen Punktekarten zwar Hinweise zum Finden eines Punktes am Ohr, suchen müssen Sie aber individuell. Dem Punkt nähern Sie sich in drei Schritten:

» **Betrachten**
Hinweise sind Veränderungen in der Hautbeschaffenheit wie Rötung, Schuppung, Schwellung, Einziehung, Löcher, etc. – kurz: Unterschiede zur Umgebungshaut

» **Tasten**
Mit der Nadelspitze tasten Sie die Region ab. Durch die Lichtreflexe, die Ab-blassung der Haut, die Größe der Delle bekommen Sie Informationen über die Spannung und Schwellung dieser Hautpartie. Manchmal fallen Sie sogar direkt in ein „Loch", d.h. die Nadelspitze verschwindet in der Haut ohne Widerstand zu bekommen, wie in weichem Sand.

» **Wahrnehmen**
Während Sie den Fokus Ihres Blickes auf die Stelle des Ohres richten, die Sie gerade absuchen, nehmen Sie gleichzeitig im „180° Grad Winkel" den gesamten Klienten wahr, insbesondere seine Augenpartie. (Schmerz)Reaktionen des Patienten können sie hören. Teilweise sehen Sie aber auch nur ein kurzes Zucken in den Augen oder nehmen ein gesamtes „Zucken" des Klienten wahr. Dies ist ein Hinweis auf einen aktiven Punkt, an dem Sie gerade mit der Nadel sind.

» **Kombinieren** Sie alle Ihre Wahrnehmungen und wählen Sie den Punkt, der am ehesten der Richtige sein könnte.

Das konkrete Vorgehen

Bevor Sie die Punkte am Ohr suchen und stechen, desinfizieren Sie die Ohrmuschel mit einem Desinfektionstupfer. Das säubert das Ohr und lässt es besser durchbluten. Dabei werden Punkte und Auffälligkeiten noch deutlicher sichtbar.

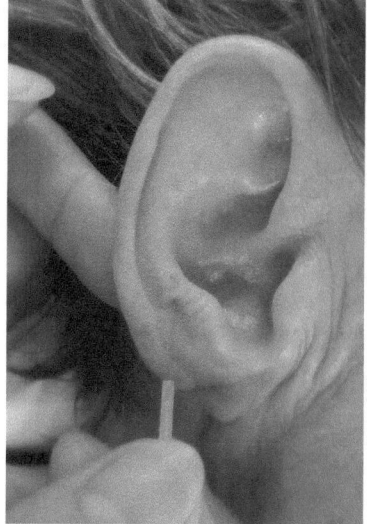

Halten Sie die Nadel locker zwischen Daumen und Zeigefinger Ihrer Hand. Spüren Sie Ihre Füße und Ihren Rücken (Sie sind bei *sich* mit Ihrer Wahrnehmung, nicht bei der Nadel!). Denn noch sind Sie gar nicht am Ohr des Patienten. Der Patient liegt oder sitzt vor Ihnen und eine gute Beleuchtung (Tageslicht oder indirektes Halogenlicht ist sehr gut geeignet) ermöglicht Ihnen einen guten Blick auf den Patienten und sein Ohr.

Nun können Sie sich von diesem „Bei mir sein" aus auf den Patienten und das Ohr zu bewegen. Sie haben einen bequemen Stand oder Sitz. Die Nadelhand sucht sich einen Kontakt zum Kopf des Patienten. Sie nehmen den gesamten Patienten mit Ihrer peripheren Wahrnehmung wahr und Ihr zentraler Fokus liegt auf dem Ohr. Jetzt suchen Sie mit der Nadelspitze die in Frage kommenden Zonen des Ohres ab. Die Nadel halten Sie dabei im schrägen Winkel (ca. 45 Grad). Es ist eine Bewegung aus Ihrem Gesamten heraus.

Beim Suchen drücken Sie mit der Nadelspitze die Haut ein wenig ein. Dabei bekommen Sie Informationen über die Spannung und Schwellung dieser Hautpartie. Gleichzeitig nehmen Sie den gesamten Patienten wahr und registrieren Reaktionen des Patienten. Sie kombinieren alle Ihre Wahrnehmungen. Hierdurch finden Sie den geeignetsten Punkt für diesen Patienten.

Die Punkte befinden sich in der Haut. Diese überspannt das Knorpelgerüst des Ohres nur sehr flach und dünn. Das bedeutet, dass Sie sehr oberflächlich stechen können. Das müssen Sie natürlich üben, am besten bei sich selbst an der Haut der Hand. Dabei bekommen Sie ein gutes Gefühl für Ihre Stichtechnik. Stechen Sie dabei nur ein bis zwei Millimeter tief im 45-Grad-Winkel.

Diese Technik wurde von Jochen Gleditsch eingeführt und nennt sich „Very-Point-Technik". Sie hat sich sehr bewährt. Auch wenn Sie sich am Anfang etwas unsicher fühlen, nutzen Sie diese Technik! *Alle* Teilnehmer meiner vielen Ohrakupunktur Seminare erlernen sie in wenigen Stunden und können sie nach dem Kurs gut einsetzen. Es ist einfach. Trauen Sie sich.

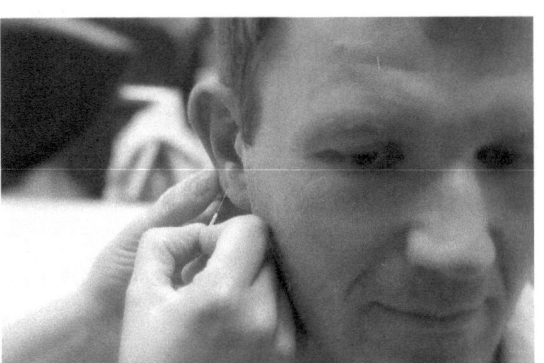

Die Punkte am Ohr

Die Zone Polster

Diese Zone befindet sich im Übergang zwischen Lobulus und Scapha im Bereich der Postantitragalen Furche. In diesem Bereich befinden sich die Punkte „Polster" (29) und „Point de Jerome" (29b). Beide Punkte zeigen eine sehr ähnliche Wirkung. Daher wird in der Balancierten Ohrakupunktur diese gesamte Region als eine gemeinsame Zone betrachtet: **Die Zone Polster.** Die Wirkungen der Punkte in dieser Zone sind **entspannend, schmerzstillend und beruhigend.**

JEDE Ohrakupunktur beginnt mit der Zone Polster. Dies bildet die Basis für eine ausgeglichene Akupunktur und entspannt den Patienten. Es ist Ihr erster Kontakt zum Klienten mit der Nadel und sie können sich

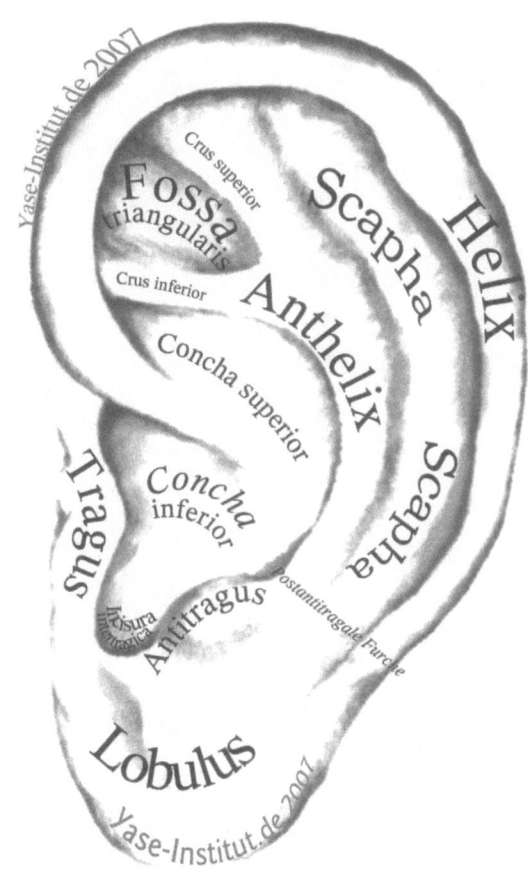

Abbildung I Anatomie des Ohres

an die Empfindlichkeit des Ohres dieses Patienten heran tasten (sehr wichtig, wenn Sie bei der Punktsuche die individuelle Schmerzhaftigkeit von Punkten beurteilen wollen). Dabei ist die Zone Polster meistens relativ schmerzfrei. Das ist besonders wichtig bei der ersten Nadelung eines neuen Patienten, denn dieser beurteilt die Schmerzhaftigkeit einer Akupunktur meist nach der ersten Nadel.

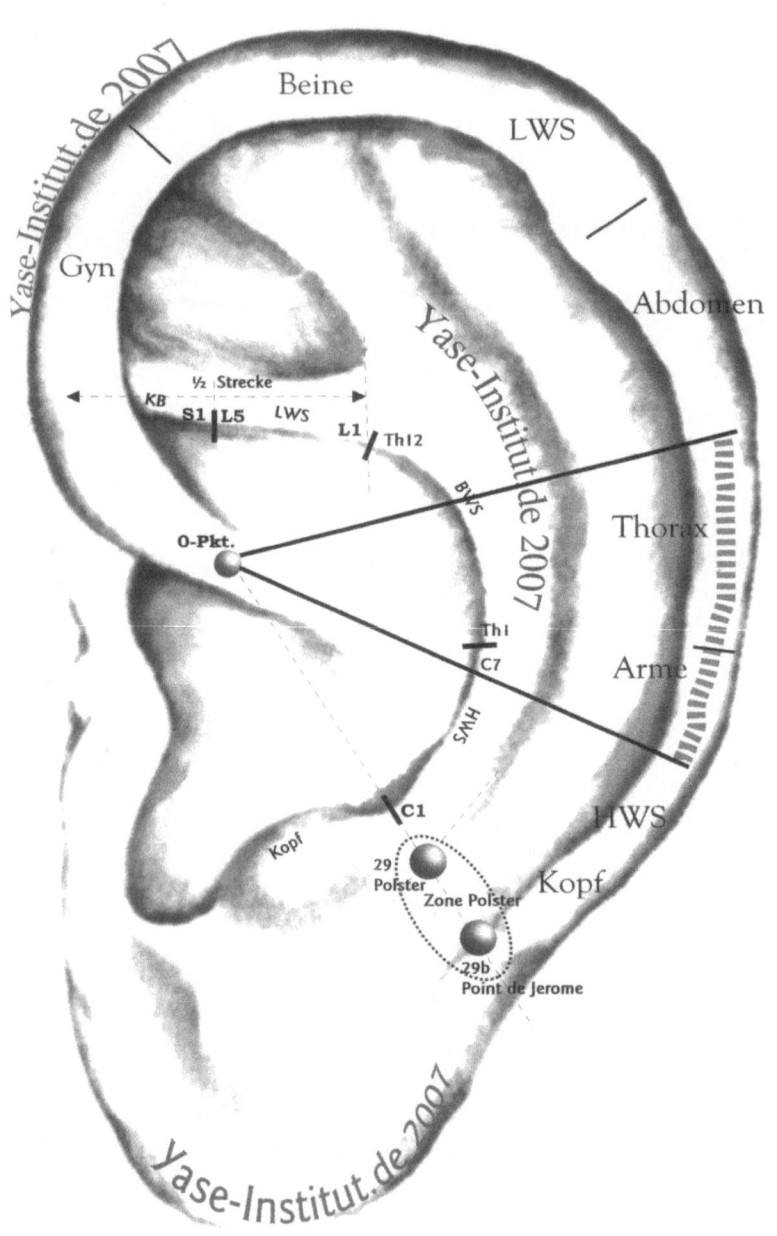

Beine

LWS

Yase-Institut.de 2007

Gyn

Abdomen

½ Strecke

KB

S1 L5 LWS

L1 Th12

BWS

Thorax

O-Pkt.

Th1
C7

Arme

HWS

C1

HWS

Kopf

Kopf

29
Polster

Zone Polster

29b
Point de Jerome

Yase-Institut.de 2007

Abbildung II Wirbelsäule & Vegetative Rinne

Die Abbildung der Wirbelsäule am Ohr

Die Wirbelsäule des Körpers bildet sich mit ihren einzelnen Wirbelkörpern auf der Anthelix ab. Sie beginnt mit der Postantitragalen Furche. Diese Furche zeigt den Übergang von Schädelknochen (C0) zum ersten Halswirbel (C1) an. Die Wirbelsäule erstreckt sich über die gesamte Länge der Anthelix bis zu ihrem Ende, welches unter der aufsteigenden Helix verborgen ist. Dieses verdeckte Ende entspricht dem Steißbein (Os coccygeus).

Die **Übergänge** der Wirbelsäulenabschnitte finden Sie folgendermaßen:

- **Kopf – HWS** (Halswirbelsäule = C1 – C7) liegt genau in der postantitragalen Furche

- **HWS – BWS** (Brustwirbelsäule = Th1 – Th12) hat oft einen kleinen Knick in der Anthelix. Wenn Sie die Strecke zwischen der postantitragalen Furche und dem Übergang BWS – LWS betrachten, befindet sie sich etwa zwischen den Streckenanteilen 2/5 (HWS) und 3/5 (BWS).

- **BWS – LWS** (Lendenwirbelsäule = L1 – L5) befindet sich auf Höhe des Beginns der Fossa triangularis.

- **LWS – KB** (Kreuzbein = S1 – S5) liegt auf halber Strecke zwischen BWS – LWS und dem Ende der Anhelix (verdeckt unter der aufsteigenden Helix).

- Das **Steißbein** (Coccygeus) entspricht den letzten zwei Millimetern der Anthelix.

Auf der Wirbelsäule, also den Wirbelkörpern selber wird kaum genadelt, denn meist ist das Problem nicht knöchern, sondern muskulär. Die Wirbelsäule dient hauptsächlich zur Orientierung für die Arbeit im Segment. Die **Muskulatur des Rückens** befindet sich auf der Scapha im Bereich zwischen der Wirbelsäule und der vegetativen Rinne. {Scapha S.15 / Querschnitt S. 21}

Wie Sie auf den folgenden fotografischen Abbildungen erkennen können, sind die Formen der Ohren individuell sehr unterschiedlich. Daher muss die Abbildung des Körpers am Ohr immer wieder individuell hergeleitet werden. Die Linien markieren die Übergänge der Wirbelsäulenabschnitte und ziehen vom Zentrum des Ohres, dem Null-Punkt (0-Punkt) aus über die Anthelix. Der Null-Punkt befindet sich dort, wo die Helixwurzel aus der Ohrmuschel entsteigt. Alle diese Linien sind *Näherungswerte*, sie können auch ein oder zwei Millimeter höher oder tiefer verlaufen. Am echten Ohr (im Gegensatz zur Fotografie) können Sie Ihren Blickwinkel etwas verändern, das erweitert Ihre Möglichkeiten der Lokalisation.

An Beispielohr B erkennen Sie zum Beispiel, dass die Anthelix nicht immer einen „idealen" Wulst darstellt. Um dennoch den Querschnitt durch das Ohr (siehe Darstellung auf Seite 21) auf dieses Ohr anwenden zu können, müssen Sie den Verlauf der Wirbelsäule hypothetisch postulieren (das entspricht der gestrichelten Linie).

Der **Nullpunkt** ist der Mittelpunkt des Ohres. Er befindet sich im unteren Bereich der Helixwurzel. Wenn Sie mit dem Fingernagel aus der Concha kommend über die Helixwurzel ziehen, kommen Sie erst über einen kleinen Knorpelknubbel und fallen dann in ein kleines Loch. Dieser Übergang vom Knubbel zum Loch entspricht der Lokalisation des Nullpunktes.

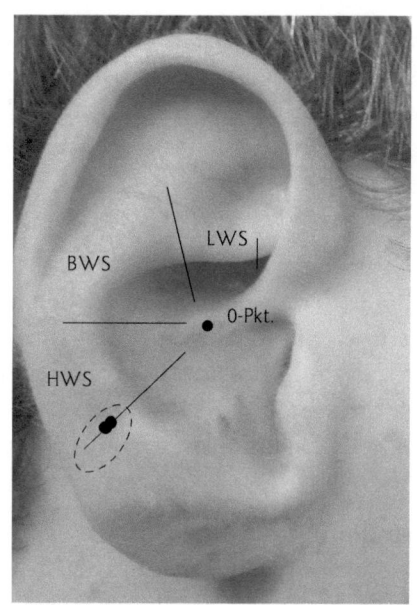

Beispielohr A

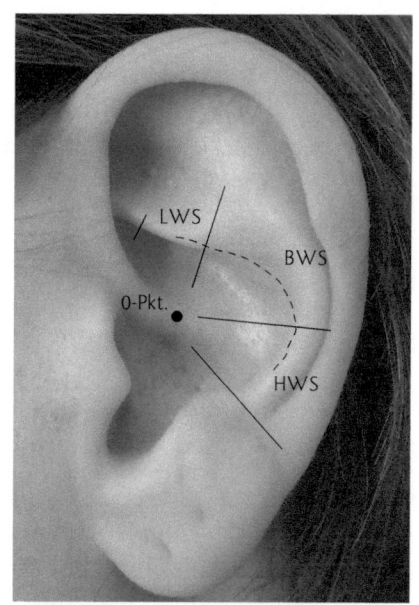

Beispielohr B

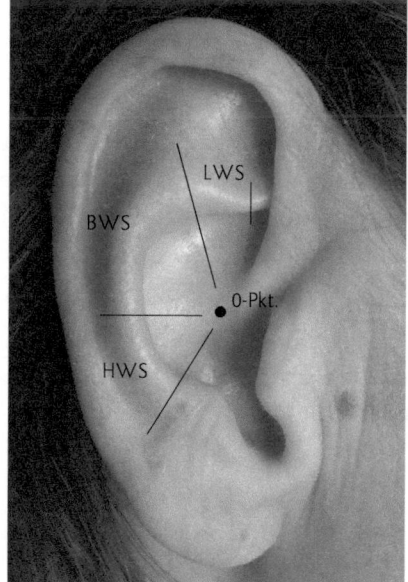

Beispielohr C

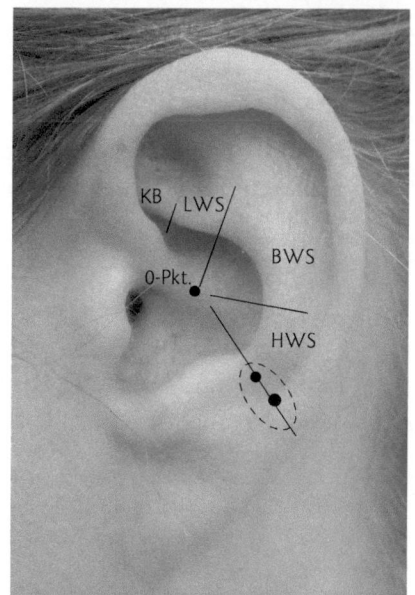

Beispielohr D

Die Vegetative Rinne

Der Begriff der Vegetativen Rinne wurde von Lange (einem der Urväter der deutschen Ohrakupunktur) geprägt, daher wird sie oft auch „Vegetative Rinne nach Lange" genannt. Die vegetative Rinne befindet sich in der Helixrinne am Ohr und orientiert sich an der Wirbelsäulenabbildung.

Das Segment

Die Vegetative Rinne leitet sich aus dem Segmentalen Modell ab. Wenn eine Linie vom Nullpunkt über die Wirbelsäule (entspricht der Anthelix am Ohr) gezogen wird, dann liegen auf dieser Linie alle Organe und Bereiche des Körpers, die von einem Spinalnerven versorgt werden. Diese Linie wird auch als **Behandlungsstrahl** bezeichnet.

Bei der Untersuchung des Behandlungsstrahls fiel auf, dass aktive Punkte, die sich im eher inneren Bereich des Behandlungsstrahls befanden, durch das Setzen von Nadeln in weiter außen liegende Punkte des gleichen Behandlungsstrahls ausgelöscht werden können. Mit anderen Worten: Je weiter außen auf einem Behandlungsstrahl ein Punkt genadelt wurde, desto umfassender wirkt dieser auf das gesamte Segment.

Der am weitesten außen liegende Punkt befindet sich IN der Helixkrempe. Da die dort gesetzten Nadeln das gesamte Vegetativum des Segments positiv beeinflussen können, nannte Günter Lange diese innere Helixkrempe die „Vegetative Rinne".

In meiner Erfahrung ist dies einer der wichtigsten Punkte im Rahmen einer Behandlung mit der Ohrakupunktur. Daher entspricht die Vegetative Rinne der zweiten Punktkategorie. Gerade in der Orthopädie erreicht der Therapeut mit dieser Nadel sehr viel!

Als **Innere vegetative Rinne** wird der Bereich der Conchawand {Anatomie S.15} bezeichnet, in dem sich der **sympathische Grenzstrang** abbildet, der oft auch als **vegetativer Grenzstrang** bezeichnet wird. Die Punkte in dieser Zone beeinflussen direkt die regulative Steuerung über den sympathischen Grenzstrang und die parasympathischen Ganglien. Sie sind indiziert und sehr wirkungsvoll bei trophischen und neurologischen Störungen des entsprechenden Segmentes.

Darstellung der vegetativen Rinne im Querschnitt

Die **vegetative Rinne** befindet sich direkt IN der Helixkrempe. Dort wird als erstes nach aktiven Punkten gesucht.

Genau auf der **Anthelix** befindet sich die Abbildung der knöchernen Wirbelsäule (Wirbelkörper).

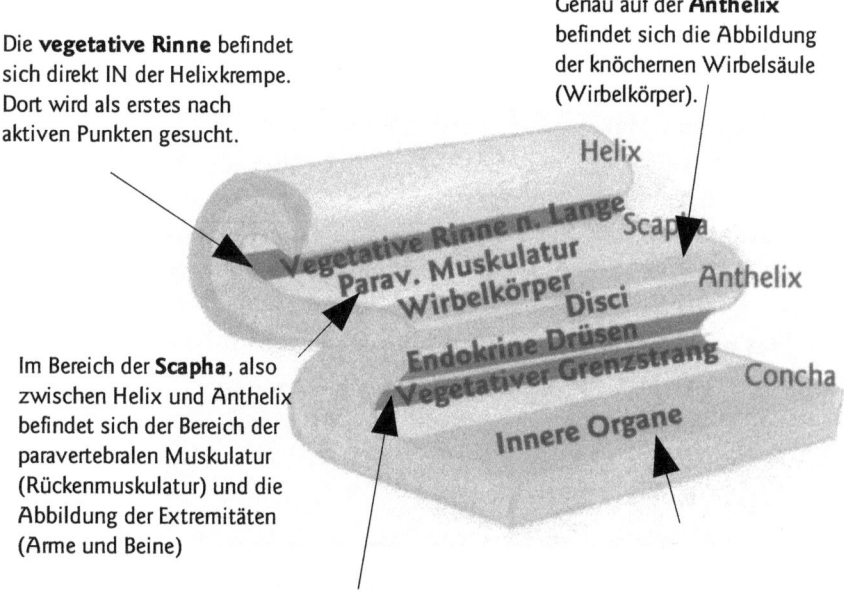

Im Bereich der **Scapha**, also zwischen Helix und Anthelix befindet sich der Bereich der paravertebralen Muskulatur (Rückenmuskulatur) und die Abbildung der Extremitäten (Arme und Beine)

In der „**Inneren vegetativen Rinne**", in der Wand der Concha (von Nogier „Vormauer" genannt), befindet sich die Abbildung des **vegetativen Grenzstrang**s. Dort kann ergänzend zur vegetativen Rinne genadelt werden, um die Wirkung zu verstärken. Dies wird in der Balancierten Ohrakupunktur die „Segmenttechnik" genannt.

In der **Concha**, auf dem Boden der Ohrmuschel bilden sich die inneren Organe ab.

Abbildung III Vegetative Rinne im Querschnitt

Auslöschphänomen

Bei allen Somatotopien gilt das Auslöschphänomen.

Im menschlichen Körper existieren SEHR viele Somatotopien, die ALLE jeweils den GESAMTEN Körper und seinen aktuellen Status in sich abbilden. Das bedeutet, dass in allen Somatotopien ebenfalls die gerade bestehenden Störungen sichtbar und behandelbar sind. Wenn sich z.B. ein Knieschmerz im Körper darstellt, dann kann dieser ebenso am Ohr, wie auch am Fuß (Fußreflex-Zonen) von einem kundigen Therapeuten erkannt und behandelt werden.

Sobald der Fuß-Reflexzonen-Therapeut das Problem erfolgreich behandelt hat, wird der vormals aktive Punkt auch im Ohr erlöschen.

Das gleiche Phänomen gilt auch innerhalb einer Somatotopie (innerhalb des Ohres). Viele Punkte bedingen sich gegenseitig. Wird einer der Punkte erfolgreich genadelt, so verlieren auch die anderen an Aktivität. Man sagt, sie werden ausgelöscht.

Dies ist einer der Gründe, warum reine Kochrezepte meiner Meinung nach nicht so gut funktionieren. Denn wenn sich die Punkte individuell gegenseitig bedingen, dann kann ich im Vorhinein gar keine Aussage treffen, welche Punkte WIRKLICH benötigt werden.

Das praktische Vorgehen mit der Vegetativen Rinne

Um einen Punkt in der Vegetativen Rinne (die sich aus Hunderten von Punkten zusammensetzt) zu finden, können Sie sich fragen: Von welchem Rückenmarksnerven (Spinalnerv) wird das betroffene Organ versorgt?

Ziehen Sie dann eine Linie vom Nullpunkt durch den entsprechenden Wirbelkörper auf der Anthelix bis hinein in die vegetative Rinne in der Helixrinne (= Behandlungsstrahl). Suchen Sie die vegetative Rinne in diesem Bereich ab nach Aktivität und setzen Sie dort die Nadel. Die Nadel in der vegetativen Rinne versorgt das gesamte Segment. Um sicher zu gehen, die betroffenen Punkte wirklich im Behandlungsstrahl zu haben, können Sie die Tortenstücktechnik verwenden. Sie ziehen zwei Linien, eine zieht über den höchstmöglichen Wirbelkörper, die andere zieht über den tiefstmöglichen Wirbelkörper. Innerhalb des dadurch entstehenden Tortenstücks suchen Sie die Vegetative Rinne in der Helixkrempe ab {S.16}.

Dies ist die Abbildung der Dermatome am menschlichen Körper. Ein Dermatom ist der Hautbereich, der von jeweils einem Rückenmarksnerven (Spinalnerv) versorgt wird. Dazu gehören die in den tieferen Schichten des Menschen befindlichen Organe und Muskeln. Diese Zeichnung dient zur Orientierung, welcher Bereich am Menschen von welchem Spinalnerv versorgt wird.

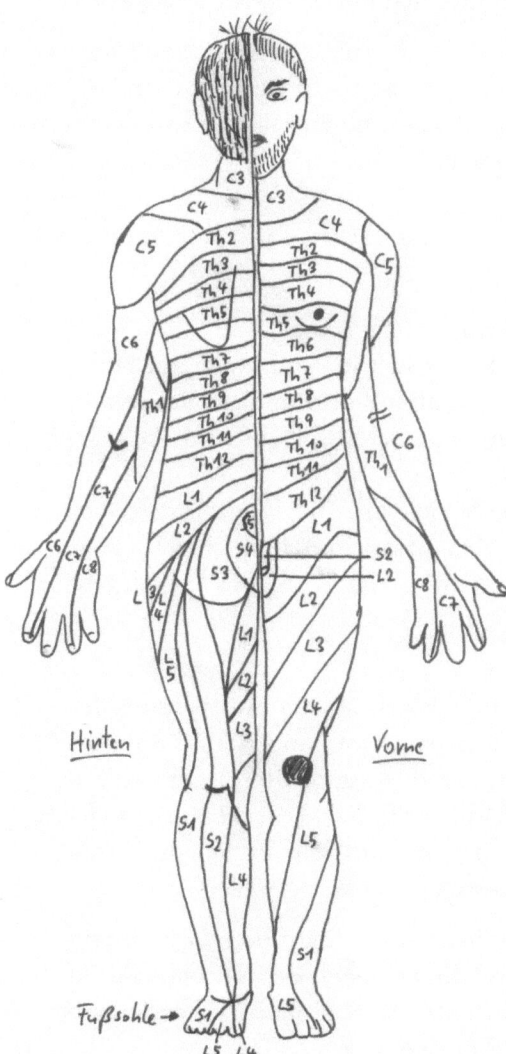

Kopfprobleme
C 0 – C 7

HWS-Syndrom
C 2 – Th 2

Schulter bis Hand
C 4 – Th 3

Beinbeschwerden
Th 12 – S 1

Abbildung der Bewegungsorgane am Ohr

Bei der dritten Gruppe von Punkten handelt es sich um die Abbildungen der Organe am Ohr. Diese folgen dem Embryomodell. Die knöcherne Wirbelsäule befindet sich direkt auf dem Anthelixwulst, die dazu gehörige Rückenmuskulatur bildet sich in der Scapha ab. Die untere Extremität bildet sich in der Fossa triangularis ab.

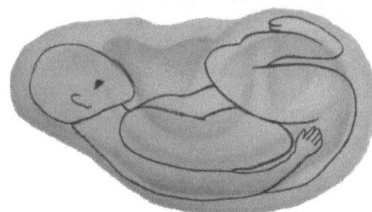

Bei akuten Störungen sind die Organabbildungen oftmals sehr gespannt und schmerzhaft, die Haut blutet leicht. Dann leiten diese Punkte Fülle aus.

Extremitäten

- **Schulter und Arm**
  Die Schulter befindet sich in der Scapha auf Höhe des Übergangs HWS-BWS und umfasst das gesamte Schultergelenk mit Schlüsselbein und AC-Gelenk.
  Der Arm schließt sich an, die Finger erstrecken sich bis unter den „Darwin´schen Hügel", sind aber immer in der Scapha gelegen.
  Indikation: Arm und Handbeschwerden

- **Becken und Bein**
  Das Becken befindet sich an der Aufspaltung der Anthelix in Crus superior und Crus inferior. Das **Knie** befindet sich in der Mitte der Fossa Triangularis, am Ende der Fossa, verdeckt von der Helixkrempe, aber immer auf dem Boden der Fossa befinden sich **Ferse** und **Fuß**.

- Der **Ischiasnerv** befindet sich auf dem Crux inferior der Anthelix, direkt neben der Wirbelsäule im Bereich der Muskulatur in Höhe der Lendenwirbelsäule und dem Kreuzbein.

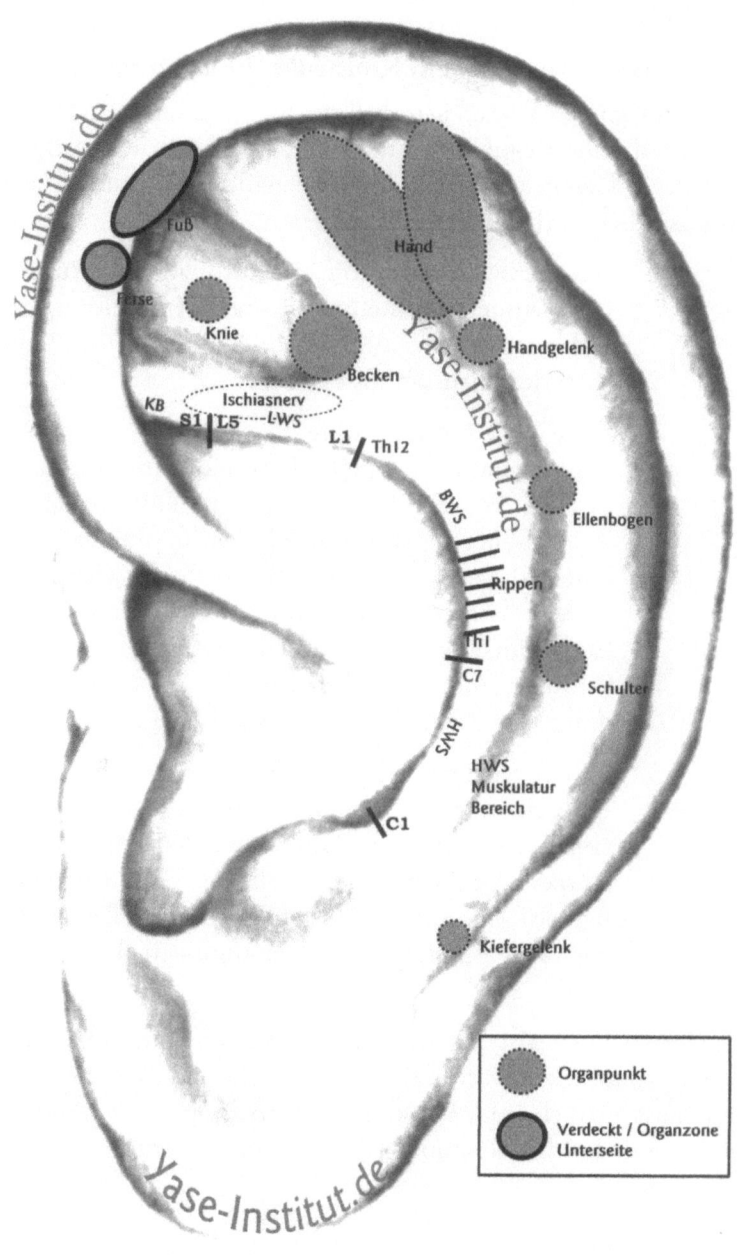

Abbildung IV Organabbildung am Ohr

Schmerzpunkte

Schmerz als Begriff ist ein Konstrukt. Er ist kulturell abhängig.

Daher gibt es keine eigentlichen "Schmerzpunkte". Doch es gibt Punkte, die die Regulation und die Schmerzwahrnehmung des Körpers beeinflussen können. Schmerz behandelnde Punkte lassen sich grundsätzlich in drei Klassen einteilen:

1. **Schmerzwahrnehmung beeinflussende Punkte**
   Die Schmerzwahrnehmung und Verarbeitung des Gehirns wird beeinflusst durch Punkte, die Bereichen des Hirnstamms entsprechen.

2. **Fülle ausleitende Punkte**
   Füllestagnation (z.B. eine Furunkel) äußert sich oft in Form von Schmerz. Punkte, die Fülle ausleiten, lösen diese Stagnation und leiten die Fülle ab. Oft bluten diese Punkte, denn Blut steht für Hitze und Fülle. Das nennt man dann „Mikroaderlass". Dies kann insbesondere durch Fülle ausleitende Schmerzpunkte und durch Punkte der Organabbildung (des gestauten Organs) geschehen.

3. **Psychovegetativ Schmerz beeinflussende Punkte**
   Die Schmerzwahrnehmung ist von vielen Aspekten abhängig. Mit diesen Punkten werden Bereiche des Körpers reguliert, die ebenfalls den Schmerz beeinflussen. Das sind z.B. AntiAggression (PT1) oder der Tragusgipfel, der Entzündungen beeinflusst {S.32}.

Dennoch macht es für unser Denken Sinn, die Kategorie Schmerzpunkte zu verwenden. Man sollte sich allerdings bewusst sein, dass letztlich jeder Punkt am Ohr (besonders auch die Organabbildungen des Embryomodells) ein Schmerz erleichternder Punkt sein kann.

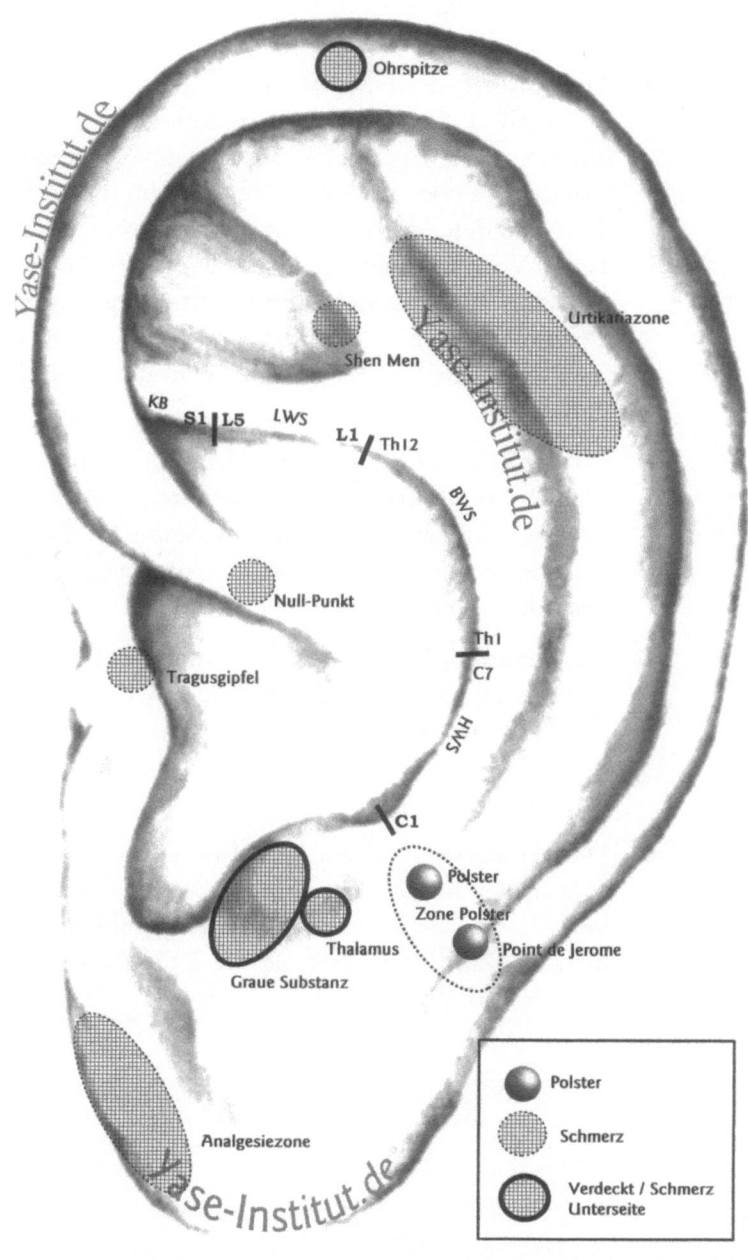

Abbildung V Schmerzpunkte am Ohr

27

Schmerzwahrnehmung und Schmerzverarbeitung beeinflussende Punkte

- **Thalamus** ist der Hauptpunkt für akuten Schmerz. Er reguliert die Schmerzverarbeitung im Gehirn (im Gegensatz zu den Fülle ausleitenden Schmerzpunkten im oberen Teil des Ohres). Um ihn zu finden, teile den Antitragus auf seinem Kamm in drei Teile. Von der Mitte des mittleren Stückes aus nach innen zur Concha hinunterrutschen. Genau dort im Übergang (Umschlagfalte) von der Concha zur Innenseite des Antitragus befindet sich der Punkt.

- Bei der **Grauen Substanz** handelt es sich um eine wichtige modulierende Schmerzzone, die besonders bei chronischen Schmerz wirksam ist. Sie befindet sich auf der Innenseite des Antitragus im Bereich des unteren Drittels.

- Der **Tragusgipfel** liegt auf der Kante des Tragus in der oberen Hälfte. Er ist indiziert bei entzündlichen Schmerzen und hat eine Cortison ähnliche Wirkung. Im Grunde ist es ein Teilpunkt der ACTH-Zone {S.30}.

- Die **Analgesiezone** (auch Valoronzone genannt) liegt in der Kante des Lobulus unterhalb von PT1 und 2. Sie beeinflusst die Schmerzwahrnehumg über eine ähnliche Wirkung wie PT1 (AntiAggressionspunkt) {S.32}.

Fülle ausleitende Schmerzpunkte

- **Shen Men** heißt „Tor der Götter" und befindet sich am Crux superior kurz nach der Teilung der Anthelix an der Grenze zur Fossa Triangularis. Besonders gut bei Fülleschmerz, gilt auch als psychisch ausgleichend

- Die **Urtikaria Zone** befindet sich in der Scapha, etwa überlappend mit der Zone Handgelenk. Es handelt sich um eine unspezifische Fülle ausleitende Zone, die insbesondere bei Füllebezogenen Hauterkrankungen (Urtikaria, Psoriasis oder Neurodermitis mit Füllezeichen!) indiziert ist.

- Die **Ohrspitze**, auch Antihistaminpunkt genannt, liegt am höchsten Punkt des Ohres in der Helixkrempe. Fülle ausleitend, Antihistaminwirkung, entspannt die Halsmuskulatur. Bei Allergien besonders für den akuten Anfall geeignet.

Diese drei Punkte sind auch bei orthopädischen Erkrankungen, die mit einer Fülle (Rötung, Schwellung, heftiger Schmerz, Entzündung) einhergehen, sehr wirkungsvoll {S.35}.

Regulative Punkte – die Kür

Nachdem die ersten drei oder vier Nadeln (abgesehen von den Schmerzpunkten) rein nach der Frage: „Wo ist das Problem?" gesetzt wurden, geht es hier nun um eine (mögliche) Ursache. Also: „Was ist das Problem?" Hierbei werden die Bereiche des Ohres abgesucht, die die Regulation des komplexen Systems Mensch beeinflussen. Diese befinden sich fast alle auf einer senkrechten Achse, die über den Tragus läuft.

Vegetative Punkte

Die *zentrale hormonelle Regulation* entspricht der Hypophyse in der Incisura Intertragica. Sie reicht von der grauen Substanz am unteren Drittel des Antitragus durch die gesamte Incisura Intertragica bis hoch über den gesamten Tragus, dieser entspricht der ACTH-Zone. {siehe für alle diese Punkte die Anatomie S.15}

- Die **Hormonzone** (Hypophyse) liegt in der Incisura Intertragica vom Boden bis die ganze Wand hoch (es ist eine sehr große Zone!) und umfasst die zentrale (hormonelle) Regulation im weitesten Sinne. Zusammen mit der **grauen Substanz**, an die sie sich direkt anschließt, bildet sie *die* regulative Zone am Ohr.

- Dieser folgt, über den gesamten Tragus sich erstreckend (insbesondere über die gesamte Kante), die **ACTH-Zone**. Diese repräsentiert die zentrale Regulation der Nieren und Nebennieren. Also das Immunsystem, den Wasserhaushalt und die Trophik (Bindegewebsernährung). Der Schmerzpunkt „Tragusgipfel" (12) ist ein wichtiger Punkt innerhalb der ACTH-Zone.

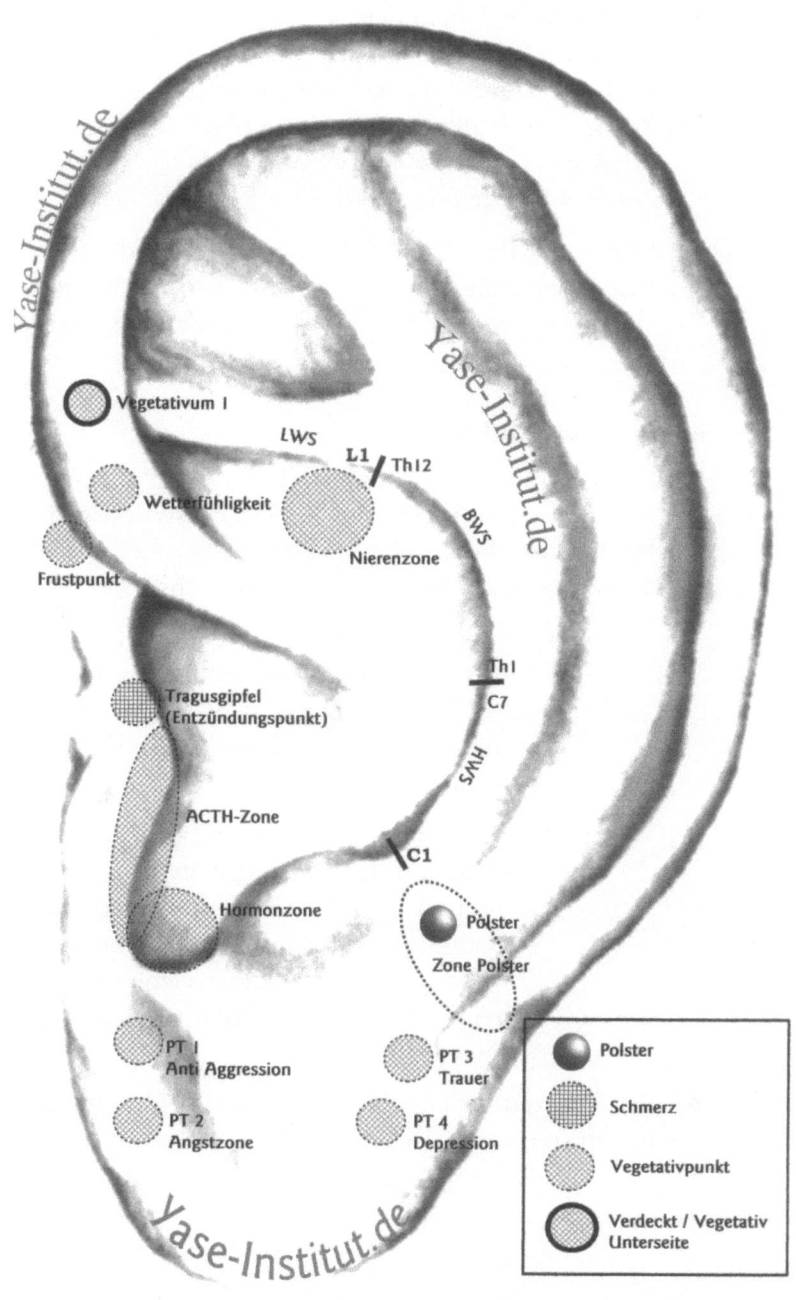

Abbildung VI Vegetative & Psychovegetative Punkte am Ohr

- **Vegetativum I** befindet sich *auf* der Anthelix an deren Ende, von der aufsteigenden Helixkrempe verdeckt. Genau im Kreuzungsbereich Vegetative Rinne und Steißbein und öffnet Blockaden im Beckenbereich und ist ein wichtiger übergeordneter Punkt zur Befreiung des unteren Körperbereichs.

- Der Punkt der **Wetterfühligkeit** liegt *auf* der aufsteigenden Helixkrempe. Er ist indiziert bei Wetter abhängigen und rhythmischen Erkrankungsverläufen.

Psychovegetative Punkte

- Die **Psychotropen Punkte (PT)** befinden sich auf dem Lobulus. Am besten alle vier Psychotropen Punkte absuchen und den aktivsten bei diesem Patienten nehmen. Im einzelnen entsprechen sie:

  - PT1 = AntiAggression und PT2 = Angstzone liegen untereinander unterhalb des Tragus auf dem Lobulus und stellen die „Ich-und-die-Anderen" Achse dar.

  - PT 3 und PT 4 liegen auf gleicher Höhe auf der anderen Seite des Lobulus und entsprechen dem Trauer und Depressionsbereich. Sie sind zu finden, wenn man vom Kiefergelenk ausgehend in Richtung Mitte es Lobulus sucht.

- Der **Frustpunkt** liegt in der Furche am Unterrand der aufsteigenden Helix.

- Die **Niere** spielt in der Orthopädie bei chronischen Erkrankungen der Knochen und Gelenke eine Rolle. Der Punkt befindet sich auf dem Boden der Ohrmuschel auf Höhe des Beginns der Lendenwirbelsäule. Aus chinesischer Sicht ist die Niere für die Knochen zuständig.

- Die **Magenzone** ist bei Erkrankungen sinnvoll, die mit mangelnder Feuchtigkeitsregulation (im chinesischen Sinne) zu tun haben. Die Magenzone liegt in der Mitte des Ohres im Bereich des Beginns der Helixwurzel.

Neben diesen „reinen" Psychopunkten gibt es sehr viele Mischpunkte. Letztlich kann jeder Punkt von seiner Wirkung her auch ein „Psychopunkt" sein. Jeder Punkt am Ohr hat viele Wirkungen und wirkt gleichzeitig auf Körperstrukturen, die Regulation des Körpers und die Psyche ein.

Die Behandlung mit der Ohrakupunktur

Grundsätzliches Vorgehen

Die Anwendung der Balancierten Ohrakupunktur ist einfach und klar. Sie folgen Schritt für Schritt dem Verlauf und setzen dabei Ihr individuelles Konzept bei einem Patienten ein. Es ist *nicht* nötig, sich vorher Gedanken über ein Gesamtkonzept zu machen. Sie werden automatisch Schritt für Schritt durch den Prozess der Akupunktur geführt und kommen ganz von selbst bei einem erfolgreichen Resultat an.

Vorher: Die Diagnose

Der Patient sollte untersucht und diagnostiziert sein, wenn Sie ihn mit Ohrakupunktur behandeln. Diese Informationen werden nicht für die Ohrakupunktur gebraucht, sondern um keine wichtigen und wesentlichen Befunde zu übersehen. Mit der Balancierten Ohrakupunktur können Sie jeden Patienten behandeln. Ergänzend (z.B. bei bösartigen Tumoren, Rheuma oder Frakturen) oder als alleiniges Therapieverfahren.

1. Beginnen Sie am Ohr mit Polster

Desinfizieren Sie das Ohr. Dann beginnen Sie mit Polster und untersuchen Sie die Zone auf ihre maximale Aktivität (Rötung, Schwellung, Schmerzreaktion des Patienten) und setzen Sie dort die erste Nadel.

Polster wirkt entspannend, schmerzstillend und stellt die Verbindung zwischen Kopf und Körper wieder her. Weiterhin ist es Ihr erster Kontakt zum Patienten mit der Nadel und sie können sich an die Empfindlichkeit des Ohres dieses Patienten heran tasten.

Sie wissen, am Ohr können tausende von Punkten zur Darstellung kommen. Entscheidend ist, *den* Punkt für *diesen* Patienten zu finden und zu treffen. Verlassen Sie sich beim Suchen auf Ihre Wahrnehmung und wählen Sie den Punkt, der am ehesten der Richtige sein könnte. Sie können nichts falsch machen.

2. Vegetative Rinne (der segmentale Ansatz)

Von welchem Spinalnerv wird das betroffene Organ versorgt? Ziehen Sie eine Linie vom Nullpunkt durch den entsprechenden Wirbelkörper auf der Anthelix bis hinein in die Vegetative Rinne *in* der Helixrinne (= Behandlungsstrahl). Suchen Sie die Vegetative Rinne in diesem Bereich ab nach Aktivität und setzen Sie dort Ihre zweite Nadel.

Wenn Sie im vorgesehenen Bereich keine Aktivität finden, dann suchen Sie die gesamte vegetative Rinne ab und nadeln Sie in den aktiven Bereich. Wenn Sie gar keine Aktivität finden, so stechen Sie nicht.

3. Arme und Beine – das Embryomodell

Welches Körperteil ist der Symptomträger? Von welchem Körperteil könnte die Beschwerde ausgehen. Suchen Sie alle möglichen betroffenen Bereiche des Körpers am Ohr ab. Entscheiden Sie sich für den aktivsten Organpunkt.

4. Schmerzpunkte

Hat der Patient Schmerzen? Suchen Sie alle Schmerzpunkte ab und entscheiden Sie sich. Wenn es sich nicht um eine Schmerzerkrankung handelt, lassen Sie diese Punkteklasse aus.

Exkurs: Fülle

Wenn es leicht blutet oder die Zonen am Ohr geschwollen und gerötet sind, spricht das für Fülle. Hier kann durch Bluten ausgeleitet werden (Mikroaderlass).

Bei der Siebtechnik machen Sie mit der Nadel mehrere Einstiche in der „Fülle-Region" (möglichst die *Spider*-Gefäße anstechen) und lassen es bluten (der Körper entscheidet, ob es blutet oder nicht). *Nicht* abdrücken, sondern nur ab*tupfen* denn es soll ja die Fülle ausgeleitet werden.

5. Regulative Punkte – die Kür

Und jetzt erst sind Sie gefragt. Was ist wahrscheinlich die Ursache der Erkrankung? Suchen Sie nach Ihrer Vorstellung die Vegetativen und Psychovegetativen Punkte ab. Vergleichen Sie auch hier die verschiedenen Aktivitäten am Ohr und lassen Sie die Kriterien des Ikebana in Ihre Entscheidung mit einfließen.

Exkurs: Ikebana

Neben der Bedeutung der Punkte spielt auch die ausgeglichene Lokalisation eine Rolle. Wenn Nadeln nur in einem Bereich des Ohres, z.B. dem Lobulus, gestochen werden, braucht es noch eine Ausgleichsnadel, z.B. Vegetativum I .

Betrachten Sie die gestochenen Nadeln und spüren Sie in sich hinein...

Setzen Sie so lange Nadeln (maximal 5!), bis es gut aussieht und sich rund anführt. Das kann auch schon bei zwei Nadeln der Fall sein.

Entscheiden Sie sich für fünf Punkte bei diesem Patienten. Auch wenn es so aussieht, als bräuchte er fünfzehn. So werden Sie lernen, denn die Rückmeldung des Patienten wird Ihnen in der folgenden Woche zeigen, ob Sie gut gewählt haben oder nicht – und Ihr Gefühl und Ihre Intuition (die Weisheit hinter der Nadel) wird trainiert.

Gratulation

Sie haben es geschafft!

Das Ohr ist gestochen, es fühlt sich gut an. Wunderbar.

Aller Erfahrung nach stellt sich ein Drittel der Wirkung kurz nach dem Stechen, das zweite Drittel nach Entfernen der Nadeln und das dritte Drittel im Laufe der folgenden Woche ein.

Der Patient wird Ihnen (mit und ohne Worte) sagen, wie erfolgreich die Nadelung war – und Sie werden daraus lernen und immer besser werden.

Besonderheiten

Grundsätzlich bleibt dieser Ablauf bei allen Ohrakupunkturen der gleiche. Das Vorgehen folgt dem Schema 1 - 2 - 3 - 4 - 5 - Ikebana. - Jedes mal!

Das Schema der Punkte, die in Frage kommen richtet sich nach der Erkrankung. **Die Entscheidung**, welche Punkte gestochen werden, richtet sich nach dem Lokalbefund am Patientenohr jetzt und hier während der Nadelung.

Mit der Erfahrung werden Sie besser und besser werden. Sie werden merken, dass sich das Ohr unter dem Setzen von Nadeln verändert. Wie eine Suppe: Sie beginnen zu kochen und mit jeder Zutat, die Sie hinzufügen, verändert sich die gesamte Suppe und Ihr Geschmack. Jedes Mal aufs Neue.

Genauso ist es beim Akupunktieren eines Ohres: Mit jeder Nadel verändert sich das Ohr und die Aktivität einzelner Punkte aufs Neue. Sie KÖNNEN nicht von vornherein sagen, welche Punkte Sie nadeln werden. Gehen Sie Schritt für Schritt vor - und treten Sie nach jeder Nadel einen Schritt zurück, betrachten Sie Ihr Werk und setzen die nächste Nadel aufs Neue. Immer wieder.

Rechts oder Links

Wechseln Sie die Ohren in den Therapiesitzungen ab. Im Falle eines akuten Krankheitsbildes beginnen Sie auf der betroffenen Seite. Erfahrene Patienten können Ihnen meistens sagen, auf welchem Ohr sie jetzt am liebsten genadelt werden.

Aufgrund des Gesetzes der Somatotopie ist in jedem Ohr der gesamte Körper abgebildet. Es kann sein, dass Punkte bei akuten Beschwerden auf dem gleichseitigen Ohr eine höhere Aktivität aufweisen und damit besser zu erkennen sind als auf der anderen Seite. Abgebildet sind die Punkte aber auf beiden Ohren und auch über beide Ohren mit einer Nadel zu therapieren!

Wenn Sie akute Erkrankungen haben, blutet das Ohr oft {Mikroaderlass S. 35}. In diesem Falle lassen Sie die Fülle auslaufen, um abzuleiten, können aber in dem Ohr nichts mehr sehen. Dann können Sie zum anderen Ohr wechseln und dort in der Zone nach weiterer Aktivität suchen. Nach dem Auslöschungsphänomen {S.22} werden Sie nur noch die „nicht erwischten Punkte" aktiv finden.

Lagerung

Einer der großen Vorteile der Ohrakupunktur ist, dass sie in nahezu jeder Lagerung, sitzend oder liegend, durchgeführt werden kann. Sie können sogar weitere Therapien unter der Nadelung anwenden, z.B. Chirotherapie.

Entscheidend ist eine gute Beleuchtung, um die Punkte gut finden zu können.

Behandlungsdauer und Frequenz

Die Nadeln werden in der Regel 15 – 25 Minuten im Ohr belassen. Nachdem die Nadeln gezogen wurden, sollte der Patient noch einige Minuten nach ruhen, da ein Teil der Wirkung erst direkt in Folge des Entfernens eintritt. Die Aussage „Es sind alle Nadeln draußen" hat einen sehr starken Entspannungseffekt auf den Patienten, so dass sich ein Teil der Impulse am Ohr erst jetzt in den Körper hinein entwickeln können.

Gerade in der Orthopädie kann es sehr sinnvoll sein, den Patienten nach der Behandlung sich bewegen oder spazieren gehen zu lassen. Wichtig ist die Bewegung der betroffenen Gelenke *ohne* Belastung und Druck durch den Patienten. Bevor der Patient direkt von der Behandlungsliege ins Auto steigt (und damit wieder in seine Standardform gepresst wird) sollte er 10 Minuten spazieren gehen.

Akute Erkrankungen werden eher täglich über wenige Tage behandelt, chronische Erkrankungen einmal pro Woche behandelt (siehe auch Seite 41 „Akut & Chronisch").

Behandlungsserien umfassen zwischen 5 und 12 Behandlungen. Spätestens nach 3 – 5 Sitzungen sollte eine Besserung eintreten, sonst ist die Methode nicht geeignet. Nach Erreichen von Beschwerdefreiheit können noch 2 – 3 Sitzungen zur Stabilisierung durchgeführt werden.

Dokumentation

Es wird immer *nach* der Akupunktur die Sitzung dokumentiert. *Nach* dem Nadeln, da ich mich ja leer (außer einem Konzept, welches aber nichts über diesen individuellen Patienten aussagt) dem Ohr des Patienten nähere und *vorher* keine Aussage über die Punkte treffen kann.

Ganz im Gegenteil, da Sie sich nach vielen Kriterien (viele davon unbewusst) am Ohr für einzelne Punkte entscheiden, macht es Sinn, hinterher zu schauen: Ja, was habe ich da eigentlich genadelt? Das gibt Ihnen Hinweise auf die unter dem Symptom liegende Problematik. Lassen Sie sich davon für Ihre weitere Therapie inspirieren.

Dauernadeln

Jede Nadel im Ohr hat aufgrund der Stichverletzung einen „Dauernadeleffekt". Da auch nach Entfernung der Nadel noch eine Entzündungsreaktion in der Ohrhaut vorliegt, wirkt der Stich 14-48 Stunden weiter (Wenn ich mir eine Scherbe, in die ich getreten bin, aus dem Fuß ziehe, dann ist der Fremdkörper zwar nicht mehr da, jedoch bewege ich mich immer noch so, als wäre die Scherbe noch drin – den gleichen Effekt habe ich beim Stich einer Nadel).

Daher nutze ich fast nur Einmalnadeln aus Stahl. Die einzige Indikation für Dauernadeln sehe ich in der Situation, dass eine Schmerzreduktion nur *während* der Nadelung erreicht werden kann – und sobald die Nadeln wieder entfernt werden, kehrt das Symptom zurück. In solch einem Fall macht es Sinn, mit Dauernadeln einen verlängerten Effekt zu suchen. Allerdings kann man dies auch nicht ewig machen, da der Körper sich daran gewöhnt und nach einiger Zeit nicht mehr in dem Maße reagiert.

Wenn es nicht hilft, nehmen Sie die Ohrrückseite hinzu

Die Ohrvorderseite wird in der Ohrakupunktur der Sensibilität zugeordnet, die Ohrrückseite der Motorik. Da die Ohrakupunktur ein spiegelndes Verfahren ist, reicht die Ohrvorderseite in fast allen Fällen aus. Bei besonders lang verschleppten oder chronischen Erkrankungen kann es aber manchmal hilfreich sein, auch die **Organabbildung** auf der Rückseite zu nadeln. Die Organabbildung auf der motorischen Rückseite des Ohres finden Sie genau gegenüber der sensiblen Vorderseitenabbildung des Organs. Am besten nehmen Sie Daumen und Zeigefinger und greifen mit dem Zangengriff gleichzeitig auf Vorder- und Rückseite am Ohr. Dort auf der Rückseite suchen Sie mit der Nadel nach dem aktivsten Punkt {Punktsuche Seite 13}.

Wenn es gar nicht hilft

Wenn gar nichts geht, haben Sie immer noch die eine Möglichkeit der Ohrakupunktur: Nadeln Sie wild drauflos, mit bis zu sieben Nadeln – ohne sich Gedanken zu machen – um gar nichts. Sie können nichts falsch machen, geben Sie sich also keine Mühe, nadeln Sie einfach, denn der Patient möchte es so. Und schreiben Sie sich auf, was Sie genadelt haben. Das nennt man *wildes intuitives nadeln* (was ein guter Arzt niemals tun würde). Und *damit* haben Sie eine Chance: Wenn es klappt, schauen Sie (und erst dann) was Sie genadelt haben und Sie werden wissen, wie der Hase läuft – und wenn es nicht klappt: vergessen Sie´s! Auf diese Art und Weise sind in meiner Praxis schon mehrere Patienten wieder bewegungsfähig worden.

Erweitertes Vorgehen

Akut und Chronisch

Akute und chronische Erkrankungen bekommen unterschiedliche Schwerpunkte in der Balancierten Ohrakupunktur. Der grundsätzliche Ablauf bleibt immer gleich: 1 - 2 - 3 - 4 - 5 - Ikebana. Doch die Punkteklassen bekommen unterschiedliche Gewichtung:

Ist es eine **akute (Fülle) Situation**, liegt der Schwerpunkt auf den **Organabbildungen** und den **Schmerzpunkten**. Es geht um Entlastung – Jetzt!
Es wird in kurzen Abständen behandelt und sollte mit wenigen Behandlungen erledigt sein (alle 1 bis 2 Tage, maximal 5 Behandlungen).

Beim **chronischen Syndrom** oder der Behandlung im Intervall geht es um die Regulation. Hier liegt der Schwerpunkt auf der **vegetativen Rinne** und den **regulativen Punkten**. Die Behandlungen liegen im größeren Abstand (ein mal pro Woche) über einen längeren Zeitraum.

Bei manchen Erkrankungen, z.B. chronisches LWS-Syndrom, wird kombiniert vorgegangen. Im akuten Rückenschmerzanfall wird besonders Fülle ausgeleitet, im Intervall (also in der anfallsfreien Zeit) wird eher regulativ behandelt.

Bei dieser Gewichtung können in einer Punktekategorie auch mal zwei Nadeln gesetzt werden oder eine andere entfällt ganz. Es gilt dennoch, immer eine „runde" Behandlung am Ohr zu gestalten unter Einbeziehung von:

1. Absuchen aller Punktekategorien

2. Lokalbefund am Ohr

3. Gewichtung der Punktekategorien und Ikebana

Segmenttechnik

Die Segmenttechnik ermöglicht ein besonders intensives Ansprechen eines gesamten Segmentes. Das ist besonders erfolgreich bei dysregulativen lokalem Geschehen (Carpaltunnel, Morbus Sudek, Fersensporn).

Der **Ablauf** ist (1) **Polster**, (2) **Vegetative Rinne**, und dann (3) **die Entscheidung**, ob weiter im normalen Ablauf oder in der Segmenttechnik. Bei der Segmenttechnik geht es weiter mit (3b) **Innere Vegetative Rinne** und (4b) **im Segment eine Nadel auf der Ohrrückseite oder Helixkrempe**, dann folgt als Ausgleichspunkt (5) **Vegetativum 1.**

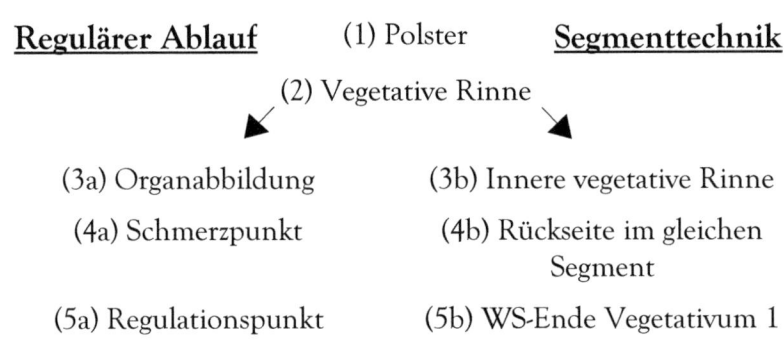

__Regulärer Ablauf__	(1) Polster	__Segmenttechnik__
	(2) Vegetative Rinne	
(3a) Organabbildung		(3b) Innere vegetative Rinne
(4a) Schmerzpunkt		(4b) Rückseite im gleichen Segment
(5a) Regulationspunkt		(5b) WS-Ende Vegetativum 1

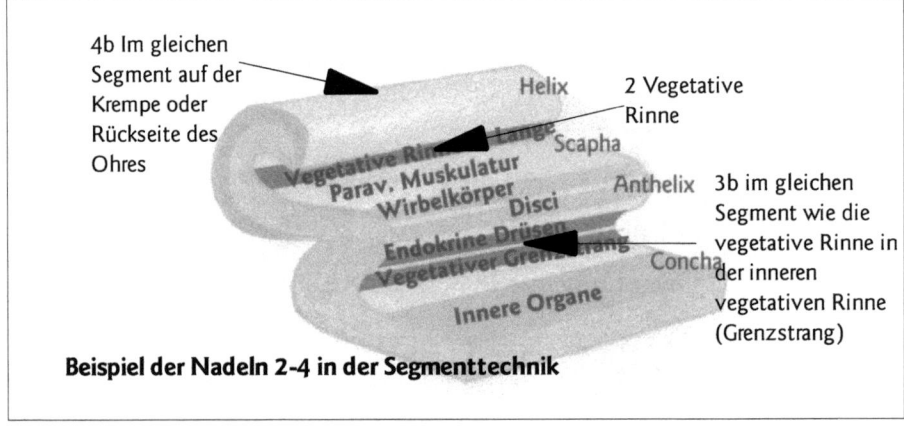

Beispiel der Nadeln 2-4 in der Segmenttechnik

Praktischer Teil

Im praktischen Teil bekommen Sie die Informationen, die Sie schnell und klar für die Behandlung verschiedener Krankheitsbilder benötigen.

Das System ist von Kopf bis Fuß, von einfach bis komplexer aufgebaut. Wenn Sie die fünf speziellen Fälle lesen und durcharbeiten, haben Sie schon alle Grundprinzipien durchgespielt. Viele Querverweise leiten Sie zu den ausführlichen Erläuterungen im Theorie Teil {in diesen Klammern finden Sie die entsprechende Seitenzahl}.

Wenn Sie möchten, können Sie die verschiedenen Punktekategorien in den Ohrbildern auch mit Farben codieren.

HWS-Syndrom

1. Kontaktpunkt   Polster Zone {S.15}

2. Veget. Rinne   HWS {S.20}

3. Organzonen   HWS – Muskulatur {S.17}

4. Schmerzpunkt   Shen Men / Urtikariazone / Ohrspitze bei Fülle
   Thalamus
   Tragusgipfel
   Analgesiezone {S.26 / 35}

5. Regulation   PT 1- 4 {S.32}
   Vegetativum I
   Wetterfühligkeit {S.30}

Bemerkung   In manchen Fällen ist auch der vegetative
Grenzstrang {S.21} sehr hilfreich. Er kann als
Organzone {S.10} gewertet oder im Rahmen der
Segmenttechnik {S.42} angewendet werden.

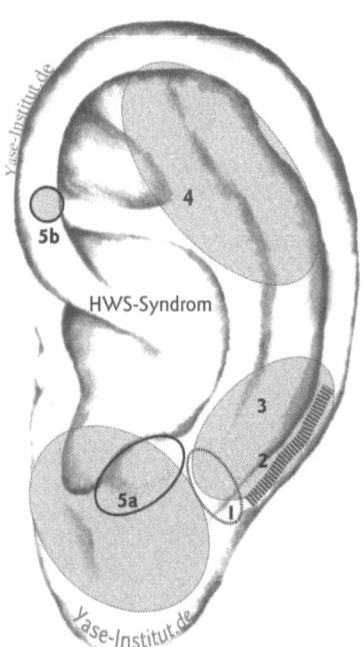

Schnell-Ablauf-Ohr:

1 – Zone Polster (1)
2 – Vegetative Rinne HWS (2)
3 – Muskulatur HWS (3)
4 – Fülle ausleitende Zone (4a)
     oder Thalamuszone (4b)
5 – Ohrläppchen /Hormonzone (5a)
     oder Vegetativum I (5b)

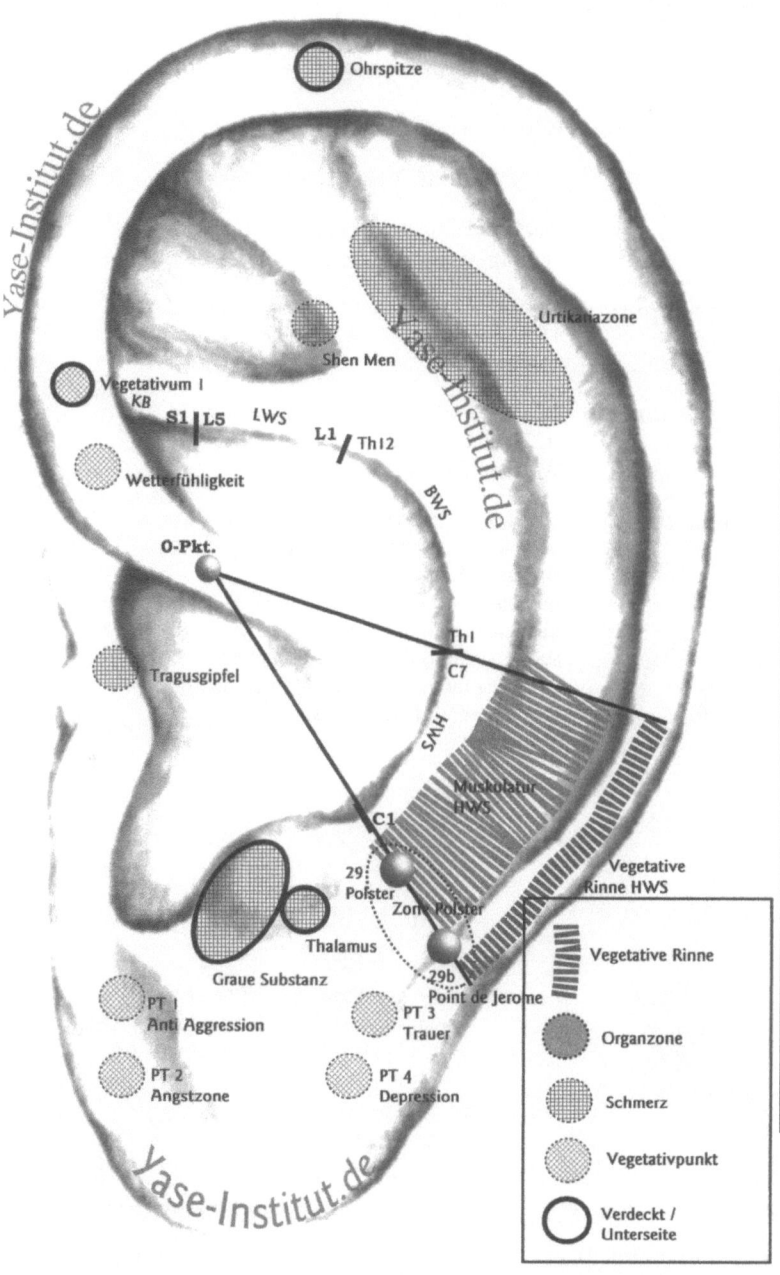

Ohrspitze

Urtikariazone

Shen Men

Vegetativum I
KB
S1 | L5   LWS
L1 / Th12

Wetterfühligkeit

BWS

O-Pkt.

Tragusgipfel

Th1
C7

HWS

Muskulatur
HWS

C1

29
Polster
Zone Polster

Vegetative
Rinne HWS

Thalamus

Graue Substanz

29b
Point de Jerome

PT 1
Anti Aggression

PT 3
Trauer

PT 2
Angstzone

PT 4
Depression

	Vegetative Rinne
	Organzone
	Schmerz
	Vegetativpunkt
	Verdeckt / Unterseite

Spezieller Fall I

Dieser Fall demonstriert das **grundsätzliche Vorgehen** bei der Ohrakupunktur.

Das Ohr wird **in der Reihenfolge der Punktekategorien** {S.10} abgesucht und jeweils **eine Nadel** gesetzt.

Das **Ikebana-Prinzip** {S.36} sorgt für eine „runde" Verteilung der Nadeln am Ohr.

Bei der **Organzone** handelt es sich um **Rückenmuskulatur** {S.17} im gleichen Tortenstück wie die vegetative Rinne. Dabei wird das gesamte Tortenstück **von außen beginnend** abgesucht.

Das **Vorgehen** am Ohr wird nicht durch die Pathophysiologie des Krankheitsbildes, sondern durch den Lokalbefund am Ohr beeinflusst.

Eine vereinfachte **Nadelungsabfolge** sehen Sie im Schnell-Ablauf-Ohr.

Folgefall Torticolli auf Seite 47

45

Akuter Schiefhals (Torticolli)

1. Kontaktpunkt — Polster Zone {S.15}

2. Veget. Rinne — HWS C 1 – Th 2 {S.20}

3. Organzonen — HWS – Muskulatur {S.17}
vegetativer Grenzstrang C 1 – C 7 {S.21}

4. Schmerzpunkt — Ohrspitze / Shen Men / Urtikariazone {S.26}
Thalamus
Tragusgipfel

5. Regulation — PT 1- 2 (Antiaggression / Angst) {S.32}
ACTH-Zone {S.30}
Wetterfühligkeit

Bemerkung — Der akute Schiefhals ist energetisch eine
Stagnation und damit festsitzende Fülle im
Halsbereich.
Mikroaderlass mit Siebtechnik {S.35} in allen
Bereichen mit Füllezeichen (rot, geschwollen,
Spider-Gefäße) des Ohres empfehlenswert.
Auch die innere Abbildung des sympathischen
Grenzstrangs absuchen {S.21}.

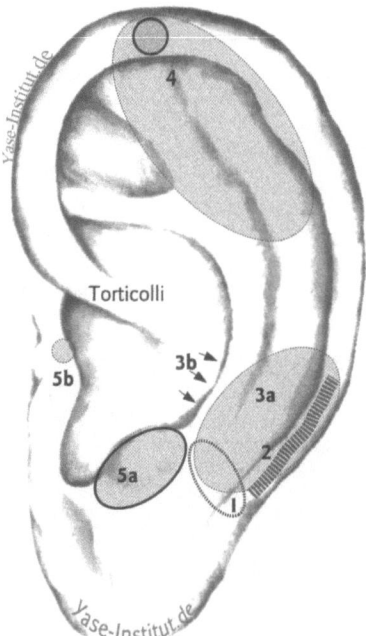

Schnell-Ablauf-Ohr:

1 – Zone Polster (1)
2/3 – Von vegetative Rinne HWS (2) über
Muskulatur HWS (3a) bis zur inneren vegetativen Rinne (3b) absuchen und bluten lassen.
4 – Fülle ausleiten (4)
5 – Schmerzzone Thalamus (5a)
oder Tragusgipfel (5b)

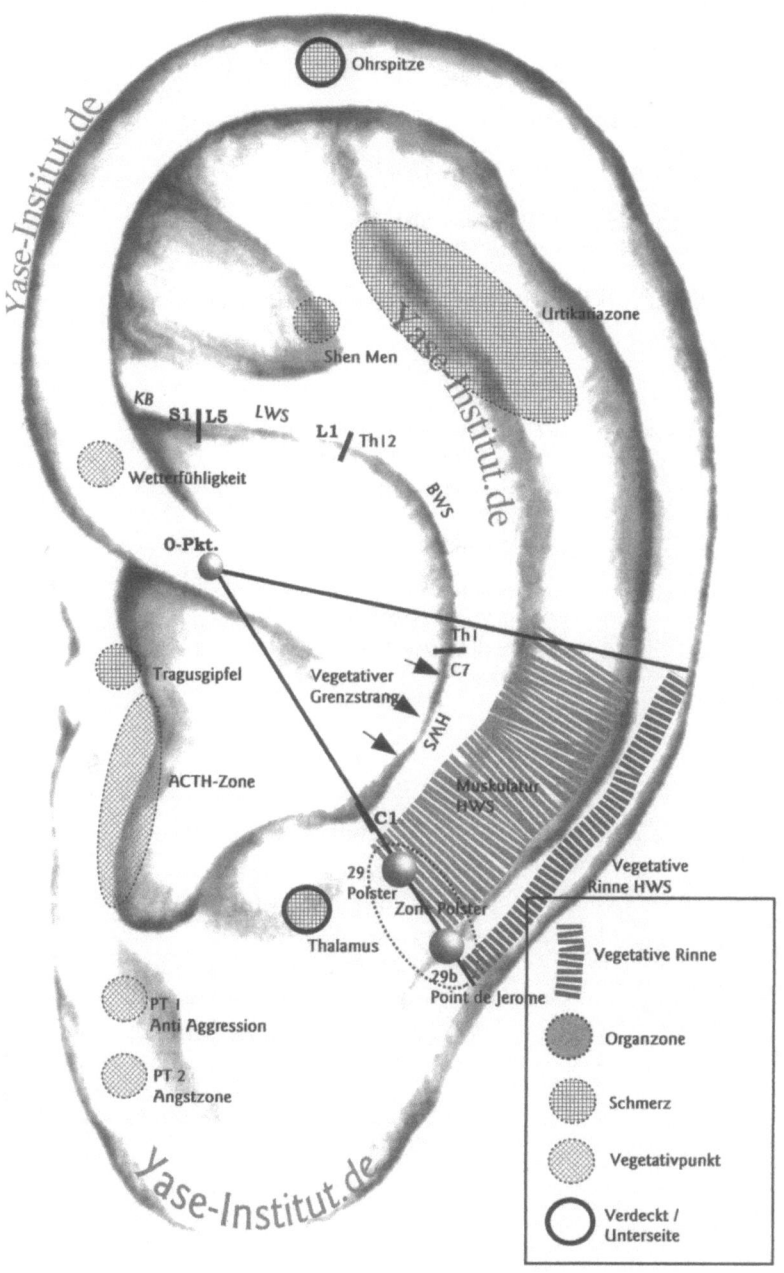

Ohrspitze

Urtikariazone

Shen Men

KB
S1 | L5   LWS
L1 / ThI2

BWS

Wetterfühligkeit

O-Pkt.

ThI
C7

Tragusgipfel

Vegetativer
Grenzstrang

HWS

ACTH-Zone

Muskulatur
HWS

C1

29
Polster
Zone Polster

Vegetative
Rinne HWS

Thalamus

.29b
Point de Jerome

PT 1
Anti Aggression

PT 2
Angstzone

Symbol	Beschreibung
	Vegetative Rinne
Organzone	
Schmerz	
Vegetativpunkt	
Verdeckt / Unterseite	

Spezieller Fall 2

Vorgehen bei akuten Erkrankungen

Das Ohr wird wieder in der Reihenfolge der Punktekategorien abgesucht. Allerdings liegt der **Schwerpunkt** hier auf der **Fülleausleitung {S.35} über die Organzonen** und **Schmerzpunkte**.

Das bedeutet, es können durchaus zwei oder sogar mehr Nadeln innerhalb dieser Kategorien gesetzt werden. Insgesamt können bei akuten Erkrankungen bis zu 7 Nadeln gesetzt werden, oft reichen aber auch schon 3 (blutende) Punkte aus.

Mikroaderlass (bluten lassen) **sorgt oft für Entlastung** (ruhig zustechen!)

Wenn Zonen bluten, kann über das andere Ohr die gleiche Zone weiter behandelt werden -Auslöschungsphänomen

Folgefall LWS-Syndrom auf Seite 59

Schulter-Arm-Syndrom

1.	Kontaktpunkt	Polster Zone {S.15}
2.	Veget. Rinne	HWS C 3 – Th 4 {S.20}
3.	Organzonen	HWS – Muskulatur {S.17} Schulter, Arm {S.24}
4.	Schmerzpunkt	Ohrspitze / Shen Men bei Fülle {S.26} Thalamus graue Substanz Tragusgipfel
5.	Regulation	PT 1- 2 (Antiaggression / Angst) {S.32} PT 3 – 4 (Trauer / Depression) ACTH-Zone {S.30} Vegetativum 1 Wetterfühligkeit
	Bemerkung	In sehr sehr chronischen Fällen auch die Ohrrückseite {S.40} Schulter absuchen. Eventuell Segmenttechnik {S.42} alle 3 bis 4 Sitzungen.

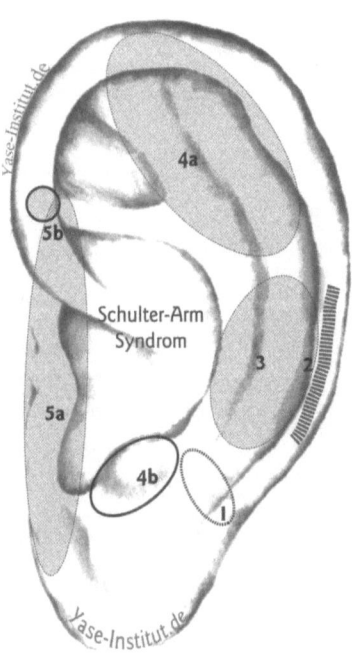

Schulter-Arm Syndrom

Schnell-Ablauf-Ohr:

1 – Zone Polster (1)
2 – Vegetative Rinne Schulter (2)
3 – Schulterzone (3)
4 – Fülle ausleitende Zone (4a)
        oder Thalamus / gr. Substanz (4b)
5 – Regulationsachse (5a+b)

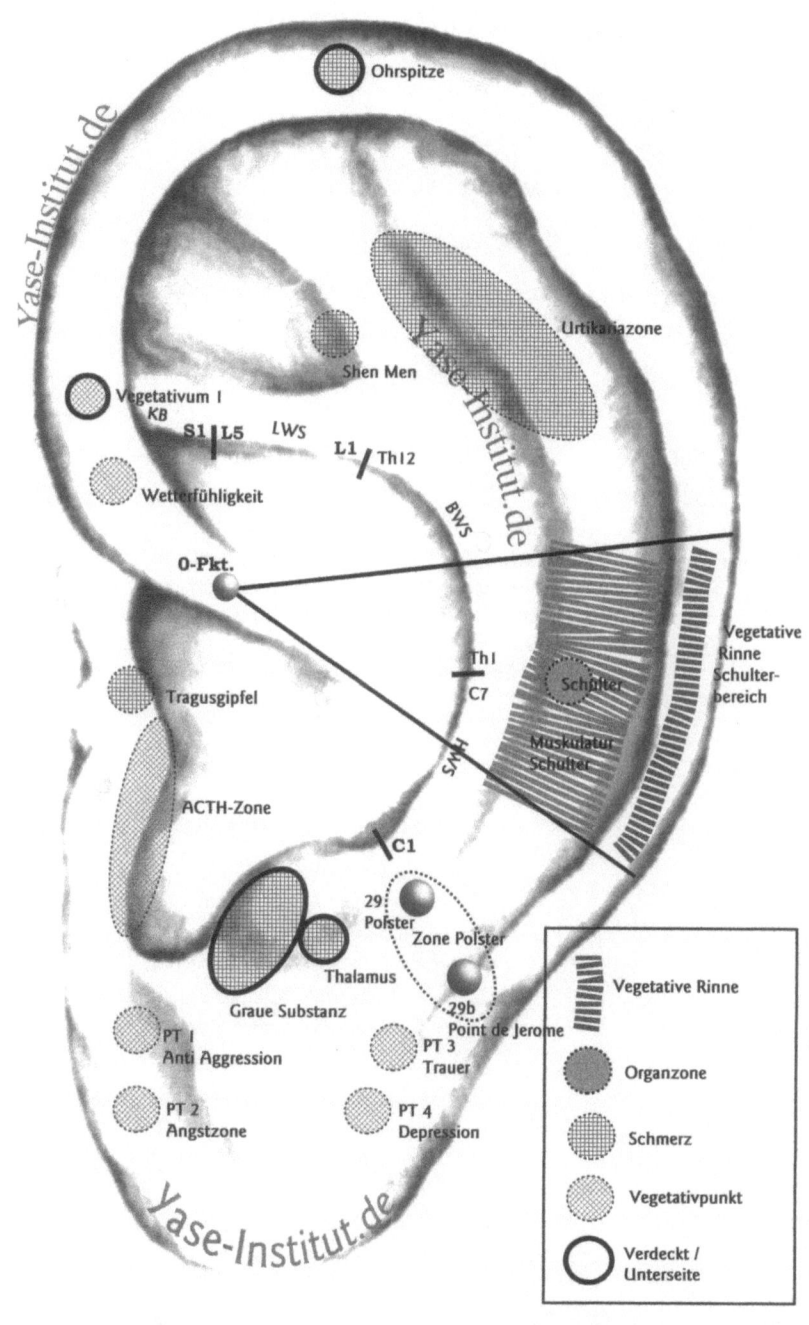

Tennisarm (Epicondylitis Humeri)

1. Kontaktpunkt   Polster Zone {S.15}

2. Veget. Rinne   HWS   C 4 – Th 1 {S.20}

3. Organzonen   Ellenbogen, Arm {S.24}

4. Schmerzpunkt   Ohrspitze / Shen Men / Urtikariazone {S.26}
   Thalamus
   graue Substanz
   Tragusgipfel
   Analgesiezone

5. Regulation   PT 1- 2 (Antiaggression / Angst) {S.32}
   ACTH-Zone {S.30}
   Vegetativum 1

Bemerkung   In sehr sehr chronischen Fällen auch die
Ohrrückseite {S.40} Ellenbogen absuchen.
Eventuell Segmenttechnik {S.42} alle 3 bis 4
Sitzungen.
Bei Fülle ausleiten (Bluten lassen) {S.35}

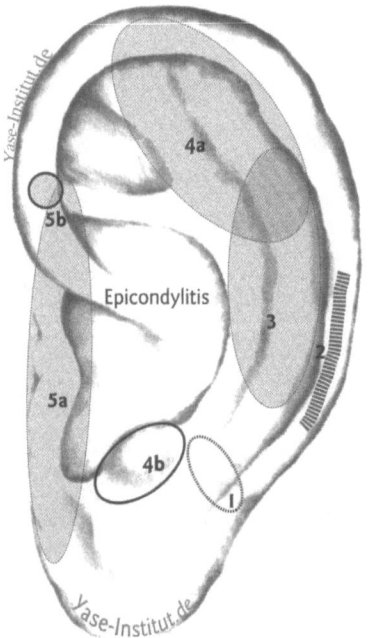

Schnell-Ablauf-Ohr:

1 – Zone Polster (1)
2 – Vegetative Rinne Arm (2)
3 – Armabbildung (3)
4 – Fülle ausleitende Zone (4a)
     oder Thalamus / gr. Substanz (4b)
5 – Regulationsachse (5a+b)

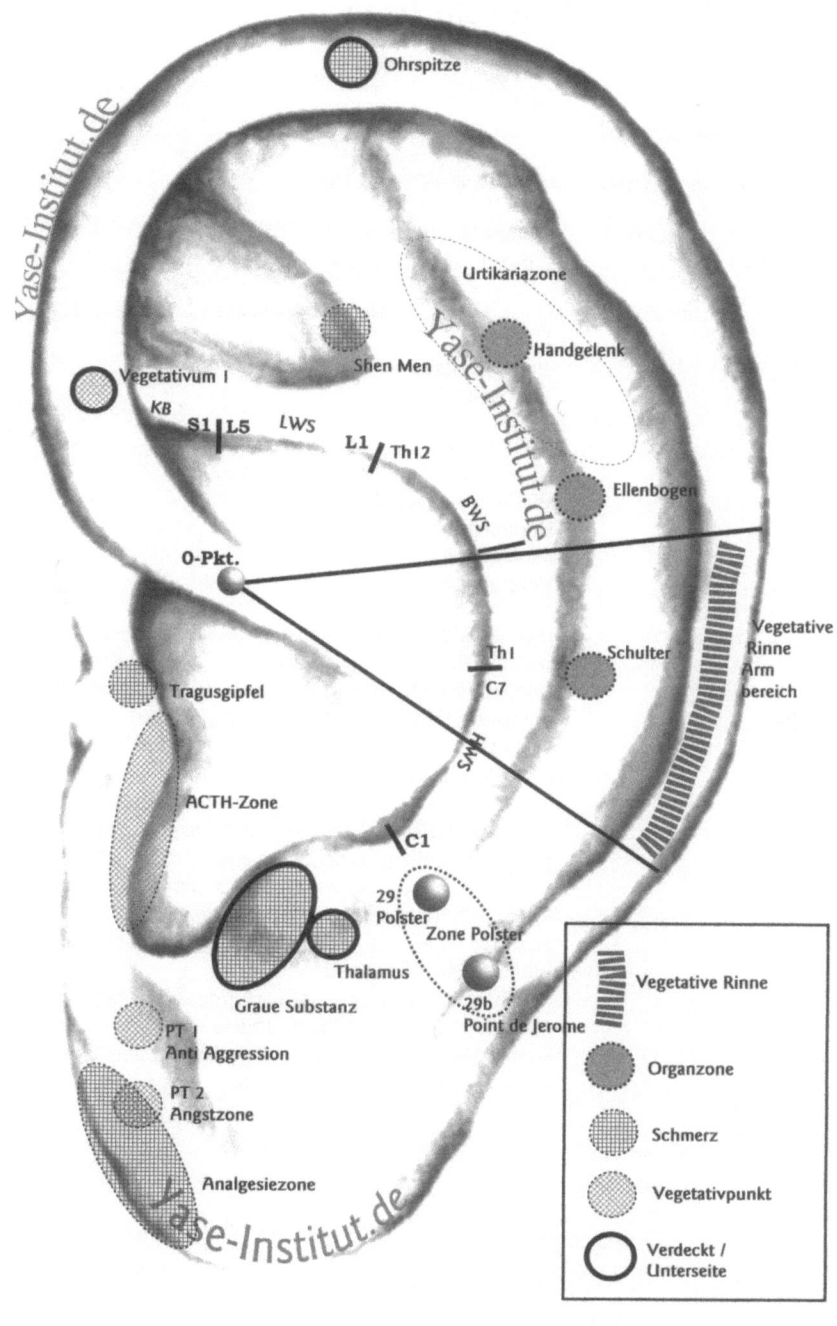

Ohrspitze

Urtikariazone

Shen Men

Handgelenk

Vegetativum I

KB

S1 | L5   LWS

L1 / Th12

BWS

Ellenbogen

O-Pkt.

Th1

Schulter

C7

Vegetative
Rinne
Arm
bereich

Tragusgipfel

ACTH-Zone

C1

29
Polster

Zone Polster

Thalamus

Graue Substanz

29b
Point de Jerome

PT 1
Anti Aggression

PT 2
Angstzone

Analgesiezone

▥	Vegetative Rinne
⬤	Organzone
⬤	Schmerz
⬤	Vegetativpunkt
◯	Verdeckt / Unterseite

Carpaltunnel-Syndrom (CTS)

1. Kontaktpunkt   Polster Zone {S.15}

2. Veget. Rinne   HWS   C 4 – Th 1 {S.20}

3. Organzonen   Handgelenk, Arm {S.24}
   sympathischer Grenzstrang {S.21}

4. Schmerzpunkt   Ohrspitze / Shen Men / Urtikariazone bei Fülle {S.26}
   Thalamus
   graue Substanz
   Tragusgipfel

5. Regulation   PT 1- 2 (Antiaggression / Angst) {S.32}
   PT 3 – 4 (Trauer / Depression) {S.32}
   ACTH-Zone {S.30}
   Hormonzone
   Magenzone
   Vegetativum 1

Bemerkung   Das Carpaltunnelsyndrom ist ein trophisches Geschehen im Handgelenksbereich. Daher ist der sympathische Grenzstrang {S.21} und die Hormonelle Steuerung {Hormonzone, ACTH-Zone, S.30} sehr wichig bei der Behandlung. Das heißt, beim CTS wird normalerweise die vegetative Rinne **und** die innere vegetative Rinne {S.21} gemeinsam genadelt, dafür fällt der Organpunkt und Schmerzpunkt weg, Und aus der Kategorie der Regulation sind die ACTH-Zone, die Hormonzone und die Magenzone besonders wichtig. Die Magenzone leitet aus chinesischer Sicht Feuchtigkeit aus. Und Feuchtigkeit ist eine wichtige (chinesische) Ursache des CTS.
Als Ausgleich kann Vegetativum 1 genadelt werden. Natürlich kann es auch ganz anders sein, hier ist die sorgfältige Punktsuche ausschlaggebend. Daher gibt es hier auch kein Schnell-Ablauf-Ohr.

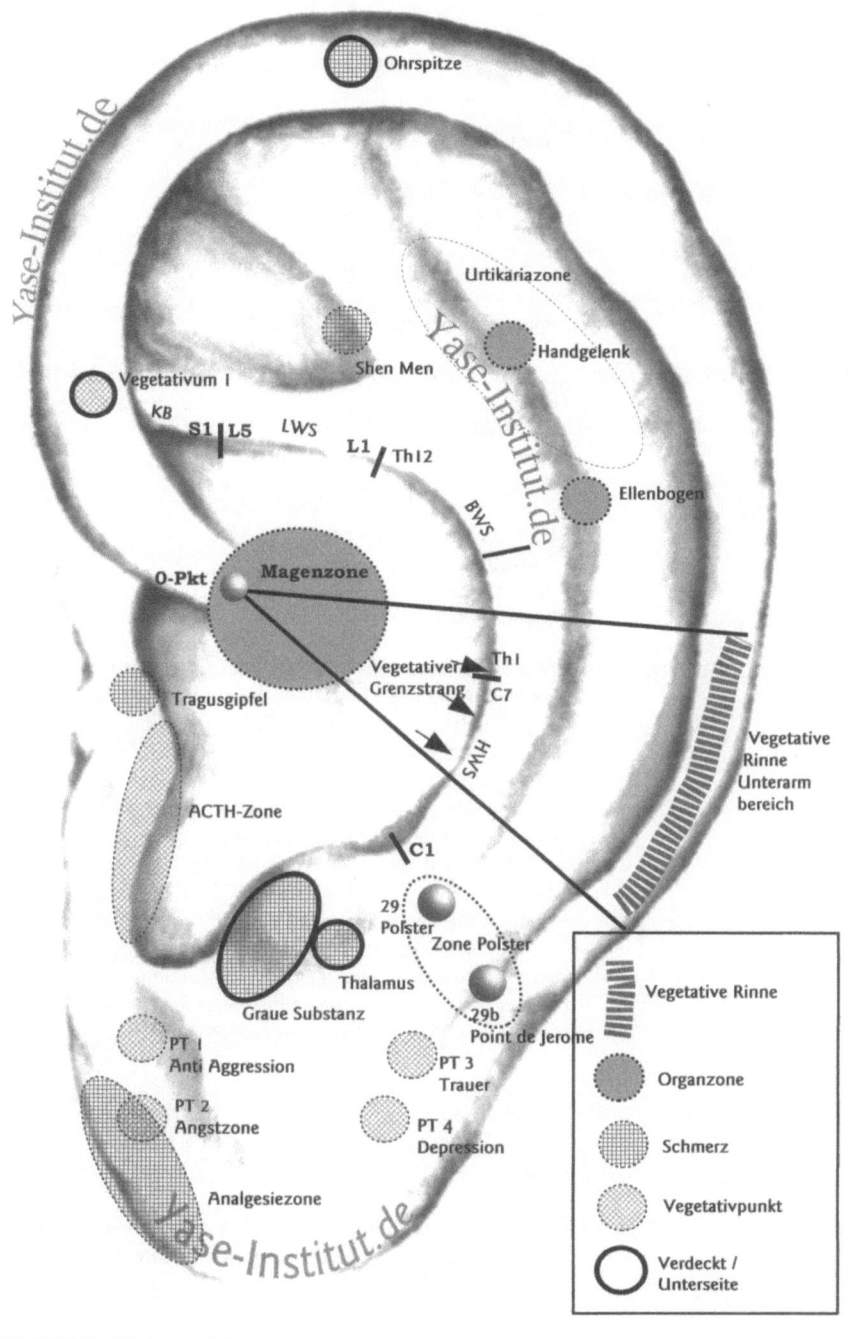

Ohrspitze

Urtikariazone

Handgelenk

Shen Men

Vegetativum I

KB S1 L5 LWS L1 Th12

Ellenbogen

BWS

O-Pkt Magenzone

Vegetativer Th1
Grenzstrang C7

Tragusgipfel

HWS

Vegetative
Rinne
Unterarm
bereich

ACTH-Zone

C1

29
Polster
Zone Polster

Thalamus

Graue Substanz 29b

Point de Jerome

PT 1
Anti Aggression

PT 3
Trauer

PT 2
Angstzone

PT 4
Depression

Analgesiezone

	Vegetative Rinne
	Organzone
	Schmerz
	Vegetativpunkt
	Verdeckt / Unterseite

Morbus Sudek

1. Kontaktpunkt   Polster Zone {S.15}

2. Veget. Rinne   HWS   C 4 – Th 1 (Handgelenk) {S.20}
                   LWS   L 4 – S 2   (Fußbereich)

3. Organzonen   Handgelenk, Arm {S.24}
                   Fuß, Bein
                   sympathischer Grenzstrang {S.21}

4. Schmerzpunkt   Ohrspitze / Shen Men / Urtikariazone bei Fülle {S.26}
                   Thalamus
                   graue Substanz
                   Tragusgipfel

5. Regulation   PT 1- 2 (Antiaggression / Angst) {S.32}
                   PT 3 – 4 (Trauer / Depression) {S.32}
                   ACTH-Zone {S.30}
                   Hormonzone
                   Vegetativum 1

Bemerkung   Der Morbus Sudek ist ein trophisches Geschehen im
                   Bereich der Knochen im Hand- und Fußbereich. Daher ist
                   der sympathische Grenzstrang {S.21} und die
                   Hormonelle Steuerung {Hormonzone, ACTH-Zone, S.30}
                   sehr wichig bei der Behandlung. Das heißt, beim Sudek
                   wird normalerweise die vegetative Rinne **und** die innere
                   vegetative Rinne {S.21} gemeinsam genadelt, dafür fällt
                   der Organpunkt und Schmerzpunkt weg, Und aus der
                   Kategorie der Regulation sind die ACTH-Zone und die
                   Hormonzone besonders wichtig.
                   Beim Sudek ist die ruhige und zurückhaltende Art sehr
                   wichtig, daher lieber weniger Nadeln als mehr.
                   Die sorgfältige Punktsuche ist hier ausschlaggebend.
                   Daher gibt es hier auch kein Schnell-Ablauf-Ohr.

                   Bewährt hat sich zusätzlich lokale TENS-Behandlung an
                   der betroffenen Extremität. Zwei mal täglich mit sehr
                   geringer (kaum spürbarer) Stromstärke und hoher
                   Frequenz.

                   Hier in der Zeichnung ist der Sudek der Hand angegeben,
                   Für den Sudek am Fuß sehen Sie sich die Karte der
                   Coccygodynie {S.60} an.

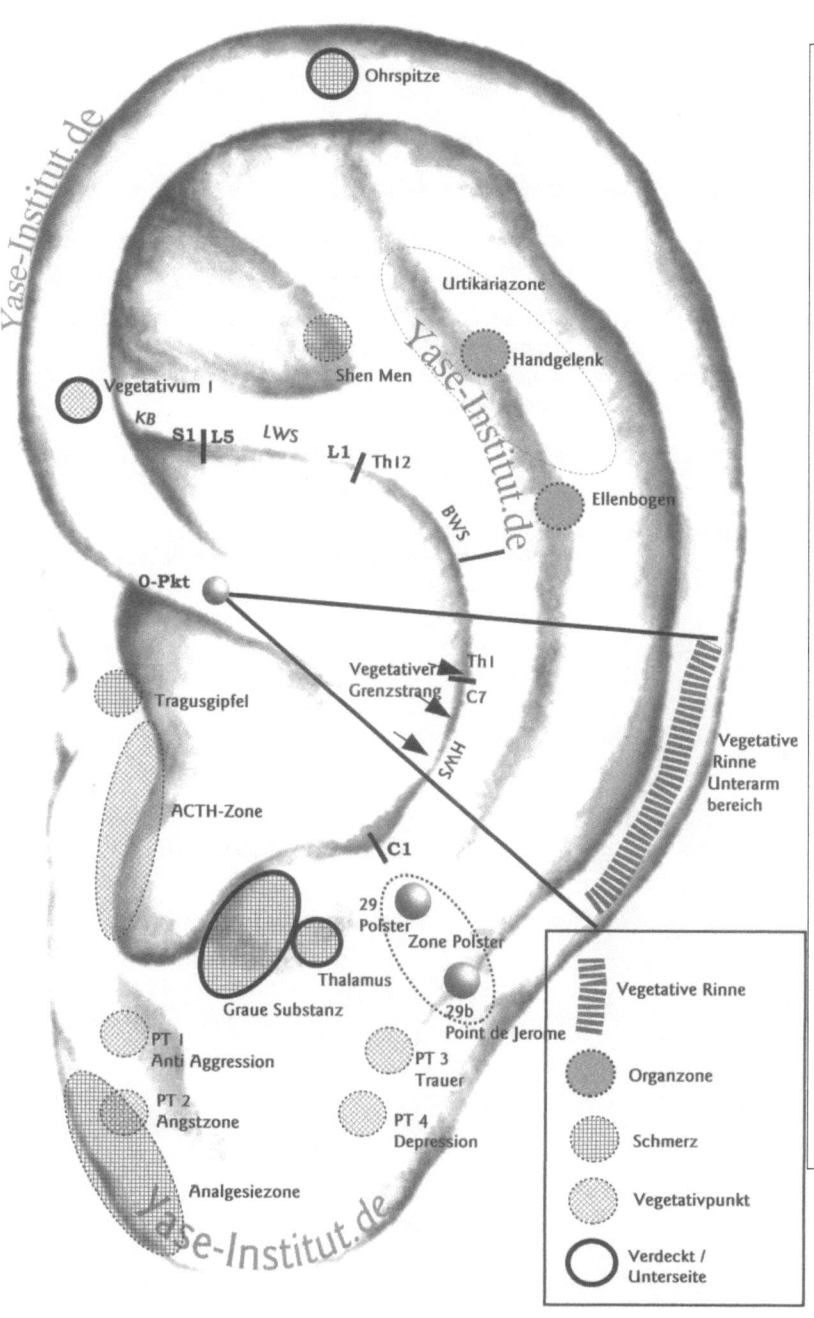

Intercostalneuralgie

1. Kontaktpunkt   Polster Zone {S.15}

2. Veget. Rinne   BWS   Th 1 – Th 10 {S.20}

3. Organzonen   BWS – Wirbelsäule und Muskulatur {S.21} entspricht hier der Rippenabbildung

4. Schmerzpunkt   Ohrspitze / Shen Men / Urtikariazone bei Fülle {S.26}
   Thalamus / graue Substanz
   Tragusgipfel
   Analgesiezone

5. Regulation   PT 1- 2 (Antiaggression / Angst) {S.32}
   Vegetativum 1

    Bemerkung   Eventuell Segmenttechnik {S.42}
   Dicht an der Anthelix befinden sich die kleinen Rippengelenke

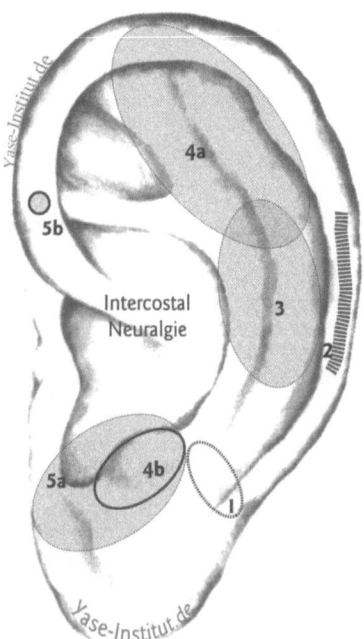

Schnell-Ablauf-Ohr:

1 – Zone Polster (1)
2 – Vegetative Rinne BWS (2)
3 – Rippen Thorax (3)
4 – Fülle ausleitende Zone (4a)
        oder Thalamus / gr. Substanz (4b)
5 – Regulationsachse (5a+b)

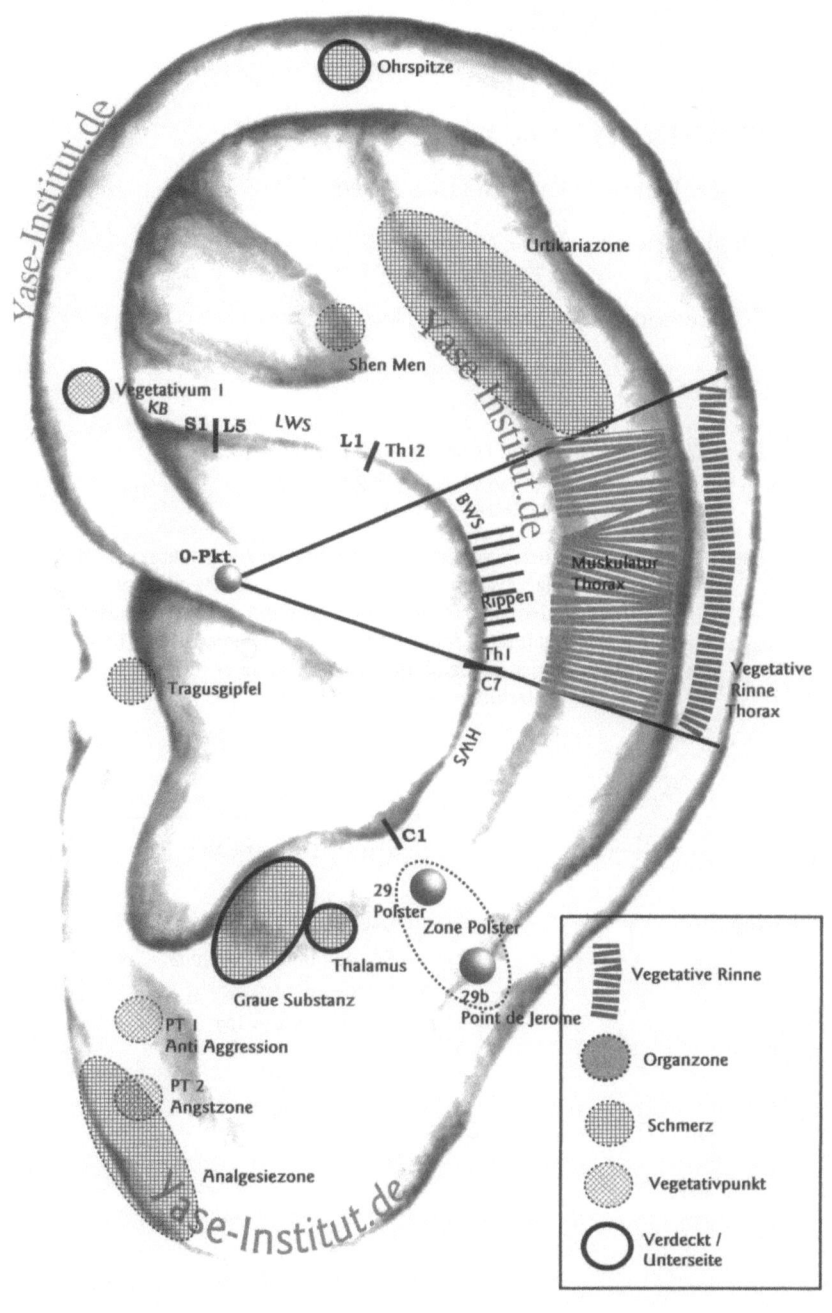

LWS-Beschwerden

1. Kontaktpunkt   Polster Zone {S.15}

2. Veget. Rinne   LWS Th 12 – S 2 {S.20}

3. Organzonen   LWS – Muskulatur {S.17}
Ischiasnerv, Becken, Bein {S.24}

4. Schmerzpunkt   Ohrspitze / Shen Men / Urtikariazone bei Fülle {S.26}
Thalamus
graue Substanz
Tragusgipfel

5. Regulation   PT 1- 2 (Antiaggression / Angst) {S.32}
PT 3 – 4 (Trauer / Depression)
Vegetativum 1 {S.30}

Bemerkung   Auch wenn zur Abrechnung der Akupunktur gern die
Diagnose chronisches LWS-Syndrom verwendet wird,
seien Sie bitte sehr zurückhaltend damit, besonders
bei jungen Menschen. Eventuell verbauen Sie Ihrem
Patienten damit den Zugang zu einer
weiterführenden Versicherung.

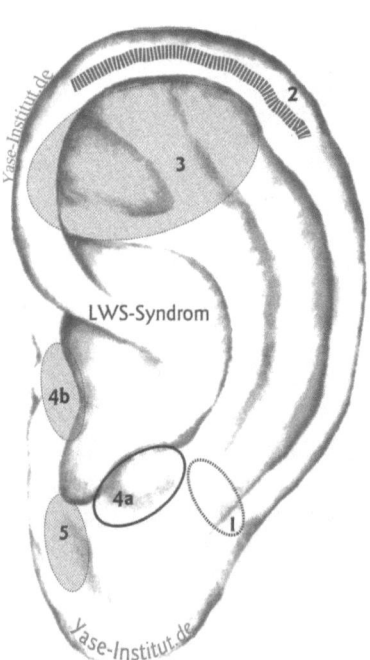

LWS-Syndrom

Schnell-Ablauf-Ohr:

1 – Zone Polster (1)
2 – Vegetative Rinne LWS (2)
3 – Rücken, untere Extremität (3)
4 – Schmerzpunkte (4a+b)
5 – Psychovegetativ (5)

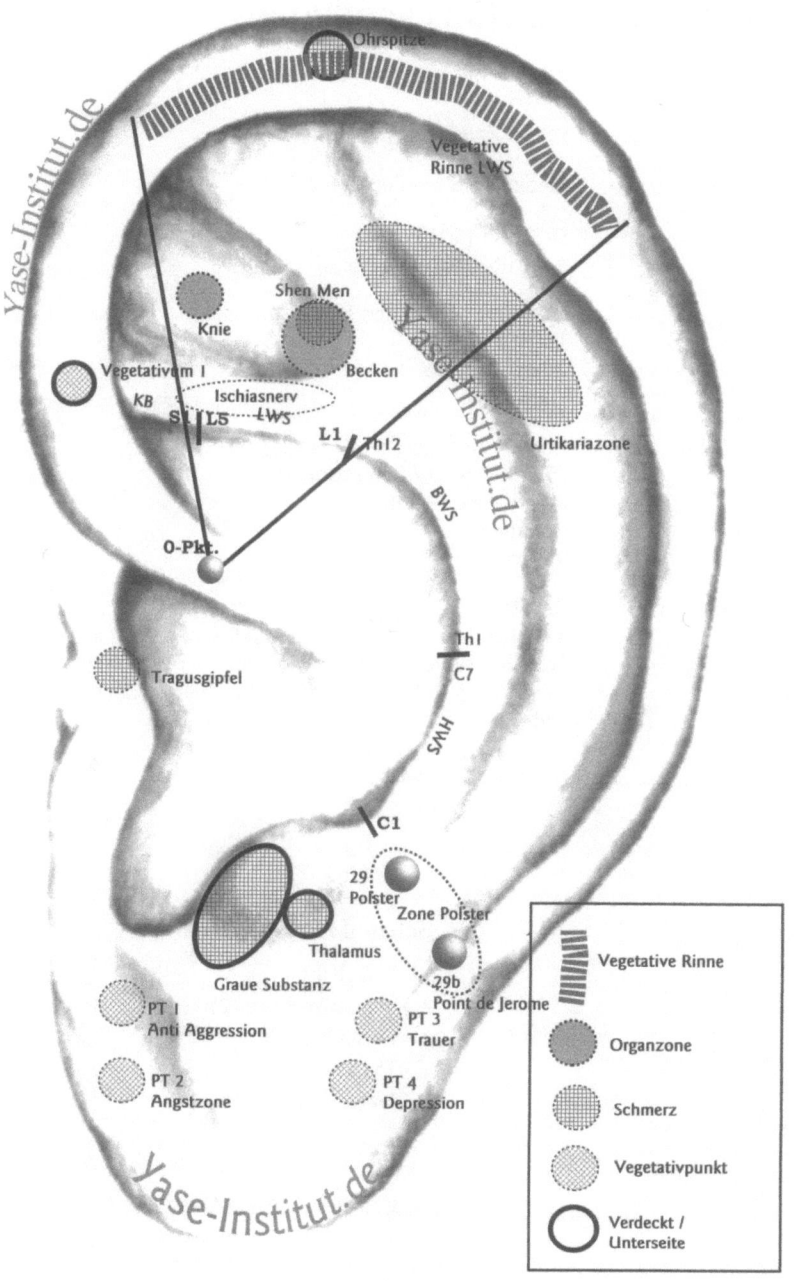

Ohrspitze

Vegetative Rinne LWS

Shen Men

Knie

Becken

Vegetativum I

KB

Ischiasnerv

SI L5 LWS

L1 Th12

Urtikariazone

BWS

O-Pkt.

Th1
C7

Tragusgipfel

HWS

C1

29
Polster

Zone Polster

Thalamus

29b
Point de Jerome

Graue Substanz

PT 1
Anti Aggression

PT 3
Trauer

PT 2
Angstzone

PT 4
Depression

Vegetative Rinne

Organzone

Schmerz

Vegetativpunkt

Verdeckt /
Unterseite

Spezieller Fall 3

Hier können Sie sehr schön sehen, dass das grundlegende Konzept {S.10} immer gleich bleibt.

Akute Ischialgie wird insbesondere über akute **Fülleausleitung** {S.35} bei den **Organzonen** und **Schmerzzonen** behandelt. Dabei können durchaus **beide Ohren** Verwendung finden {S.37}. Mit max. 4 Behandlungen in kurzen Abständen {S.38} sollten die Beschwerden weg sein. Wichtig ist hier der **Tragusgipfel** {S.28}, da dieser Punkt wie eine Cortisoninjektion wirkt.

Chronisches LWS-Syndrom wird über einen längeren Zeitraum mit dem gleichen {S.34} Grundkonzept behandelt. Schwerpunkt liegt dabei in der **vegetativen Rinne** und den **regulativen Punkten**.

Die **individuelle Auswahl** am Patientenohr richtet sich -wie immer- nach dem **Grundkonzept**, der **Aktivität** am Ohr und **Ikebana**.

Folgefall Sudek auf Seite 55

Steißbeinschmerz (Coccygodynie)

1.	Kontaktpunkt	Polster Zone {S.15}
2.	Veget. Rinne	Kreuzbein S 3 – Cocc. {S.20}
3.	Organzonen	Steißbein {S.17} sympathischer Grenzstrang {S.21}
4.	Schmerzpunkt	Ohrspitze / Shen Men {S.26} Thalamus graue Substanz Tragusgipfel
5.	Regulation	PT 1- 2 (Antiaggression / Angst) {S.32} PT 3- 4 (Trauer / Depression) ACTH-Zone {S.30} Hormonzone Vegetativum I
	Bemerkung	Der Steißbeinschmerz ist mit der Ohrakupunktur gut zu behandeln. Hier gilt es, die wirkliche Aktivität im Bereich Steißbein / vegetativen Rinne / sympathischer Grenzstrang {S.21}, alles im gleichen Bereich um das Ende der Anthelix herum gelegen, zu finden. Dazu endokrine Entzündungsmodulation über Hormonzone und ACTH-Zone.

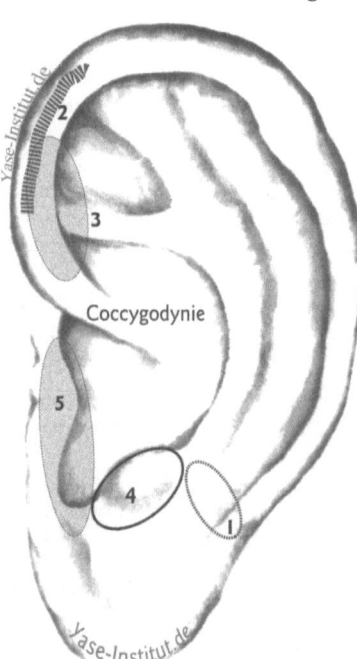

Coccygodynie

Schnell-Ablauf-Ohr:

1 – Zone Polster (1)
2 – Vegetative Rinne (2)
3 – Cocc. Region (3)
4 – Thalamuszone (4)
5 – Tragus / Hormonzone (5)

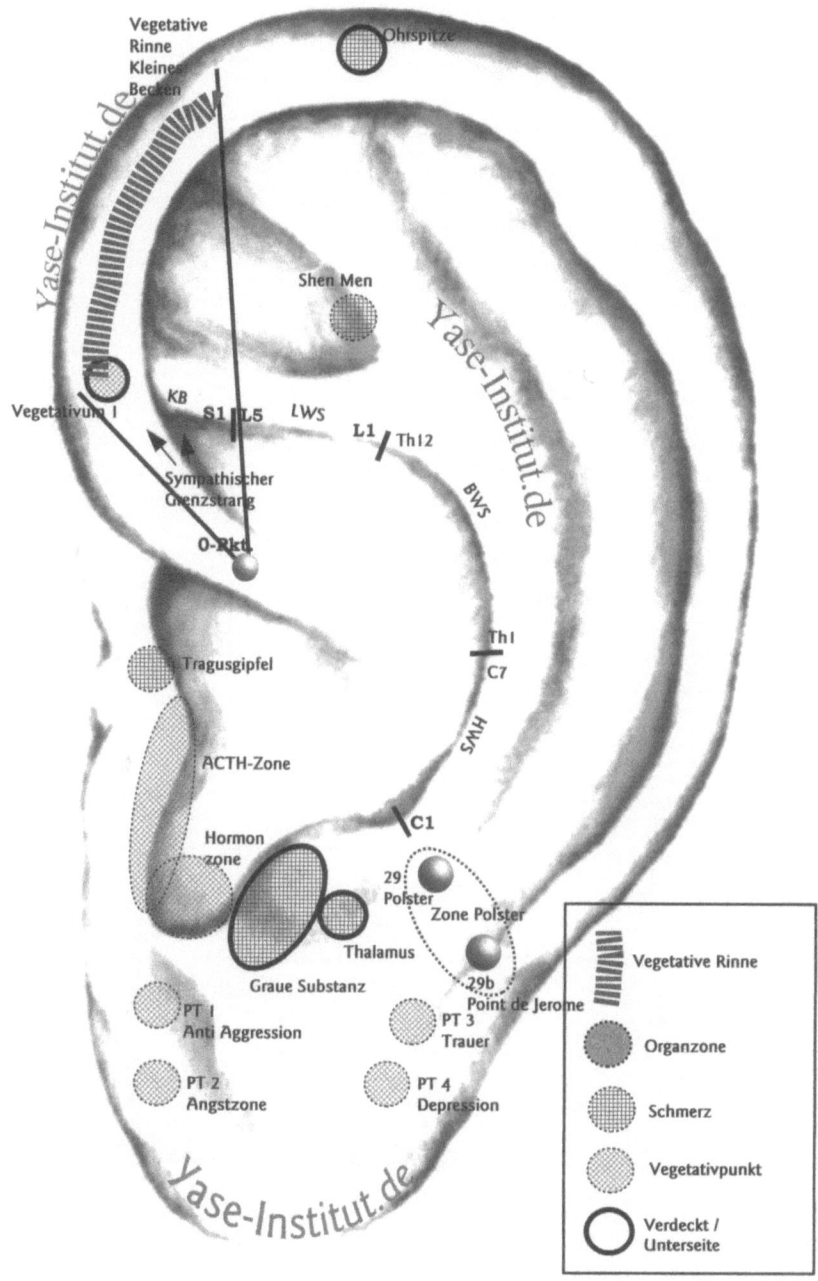

Vegetative Rinne Kleines Becken

Ohrspitze

Shen Men

Vegetativum I

KB

S1 | L5 LWS

L1 / Th12

BWS

Sympathischer Grenzstrang

O-Pkt.

Tragusgipfel

ACTH-Zone

Thl
C7

HWS

Hormon zone

C1

29 Polster

Zone Polster

Thalamus

.29b

Graue Substanz

Point de Jerome

PT 1 Anti Aggression

PT 3 Trauer

PT 2 Angstzone

PT 4 Depression

	Vegetative Rinne
	Organzone
	Schmerz
	Vegetativpunkt
	Verdeckt / Unterseite

Spezieller Fall 5

Die **Coccygodynie** kann verschiedene Ursachen haben, die meist nicht klar herauszufinden sind, daher ist Ihre Flexibilität und Aufmerksamkeit am Ohr gefordert.

Die **aktiven Punkte** weisen Ihnen den therapeutischen Weg und Sie folgen dem grundlegenden Schema.

Wichtig ist hier der **Bereich um das Steißbein herum** und der **Tragusgipfel** {S.28}, da dieser Punkt wie eine Cortisoninjektion wirkt.

Ist Ihnen aufgefallen, dass dieser Schmerzpunkt eine Maximalzone im Bereich der ACTH-Zone -also der Nebennierensteuerung- darstellt ?

Dies war der fünfte spezielle Fall. Sie sollten jetzt die grundlegenden Prinzipien {S. 34} verstanden haben und können erfolgreich behandeln.

Wenn Sie wollen, finden Sie noch einen Ergänzungsfall auf Seite 63

Hüftbeschwerden (Coxarthrose)

1. Kontaktpunkt   Polster Zone {S.15}

2. Veget. Rinne   LWS   Th 10 – L 5 {S.20}

3. Organzonen   LWS – Muskulatur {S.17}
Becken, Bein {S.24}

4. Schmerzpunkt   Ohrspitze / Shen Men {S.26}
Thalamus
graue Substanz
Tragusgipfel

5. Regulation   PT 1- 2 (Antiaggression / Angst) {S.32}
PT 3 – 4 (Trauer / Depression) {S.32}
ACTH-Zone {S.30}
Vegetativum I
Wetterfühligkeit

Bemerkung   Richten Sie sich im Zweifelsfall nach der Aktivität am Ohr.
Gegebenenfalls die Ohrrückseite mit einbeziehen {S.40}

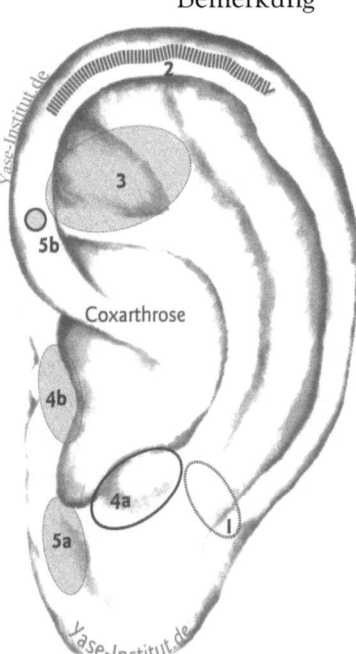

Coxarthrose

Schnell-Ablauf-Ohr:

1 – Zone Polster (1)
2 – Vegetative Rinne LWS (2)
3 – Rücken, untere Extremität (3)
4 – Schmerzpunkte (4a+b)
5 – Regulation (5a+b)

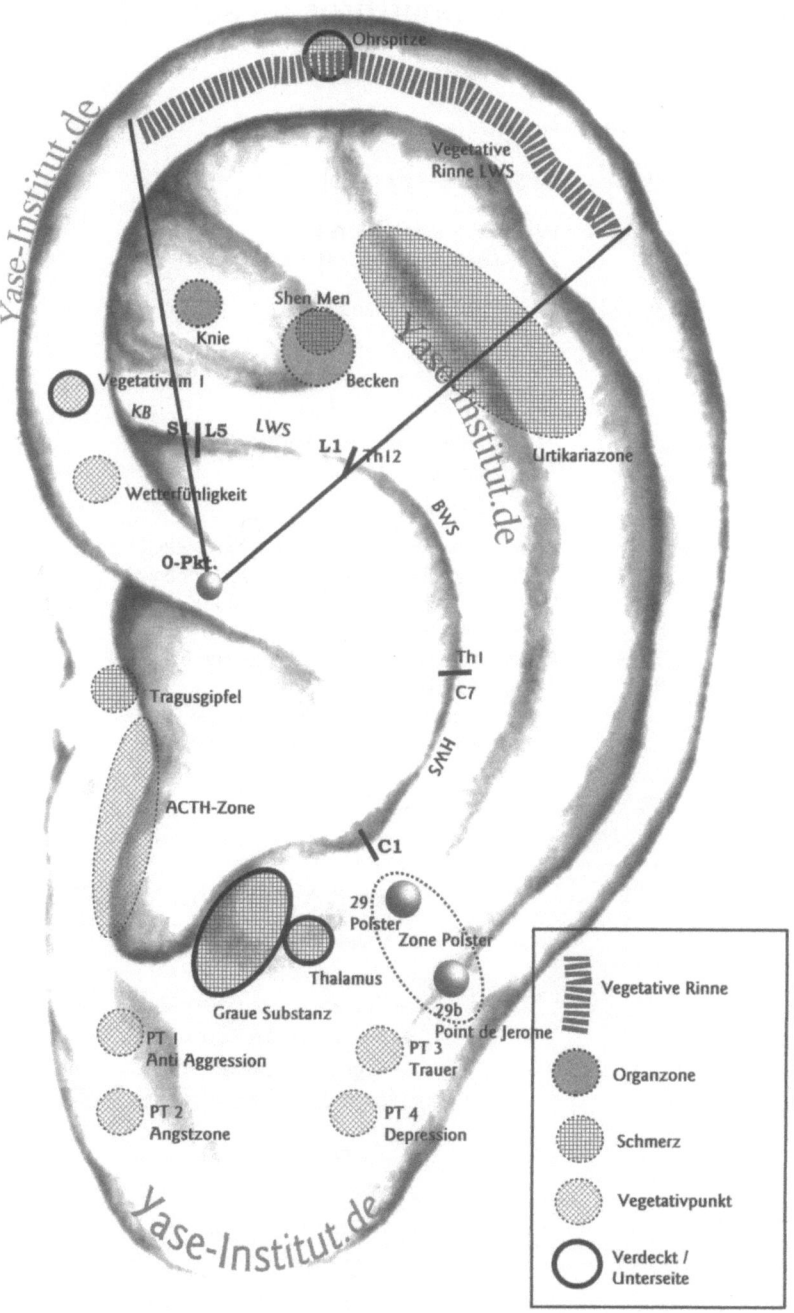

Wenn Sie wollen lesen
Sie noch einmal die
grundlegenden Prinzipien
auf Seite 34.

Spezieller Fall 6

Oft ist die Ursache von Schmerzen gar nicht so klar, wie man es für die Therapie gerne hätte.

Daher sind die abzusuchenden Bereiche am Ohr relativ breit gefasst, um die wirkliche Ursache auch zu erfassen.

Hier ist der Bereich der vegetativen Rinne viel breiter gefasst als nur das Hüftgelenk erfordert, um auch die Nachbargelenke und andere Ursachen mit zu erfassen. Entscheidend ist die Aktivität, die Sie am Ohr finden.

Die **individuelle Auswahl** am Patientenohr richtet sich aber immer noch nach dem **Grundkonzept**, der **Aktivität** am Ohr und **Ikebana**.

Kniebeschwerden (Gonarthrose, Patellaspitze)

1. **Kontaktpunkt**   Polster Zone {S.15}

2. **Veget. Rinne**   LWS   Th 12 – S 2 {S.20}

3. **Organzonen**   LWS – Muskulatur {S.17}
   Knie, Becken, Bein {S.24}

4. **Schmerzpunkt**   Ohrspitze / Shen Men {S.26}
   Thalamus
   graue Substanz
   Tragusgipfel

5. **Regulation**   PT 1- 2 (Antiaggression / Angst) {S.32}
   ACTH-Zone {S.30}
   Vegetativum 1

Bemerkung   Kniebeschwerden sind oft durch das Becken bedingt.
   Suchen Sie daher auch Fuß und Beckenbereiche mit ab.
   Dieses Konzept können Sie nicht nur für die Gonarthrose,
   sondern auch für retropatellare Arthrosen und
   Patellaspitzensyndrom und begleitend bei
   Meniskusschäden verwenden.
   Bei sehr schwierigen Fällen auch an die Ohrrückseite
   {S.40} und die Segmenttechnik [{S. 42} denken.

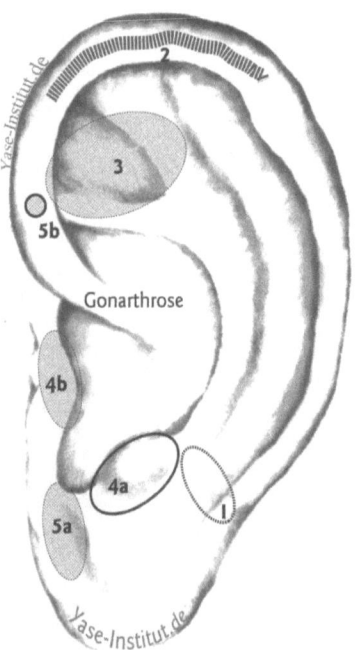

Schnell-Ablauf-Ohr:

1 – Zone Polster (1)
2 – Vegetative Rinne LWS (2)
3 – Rücken, untere Extremität (3)
4 – Schmerzpunkte (4a+b)
5 – Regulation (5a+b)

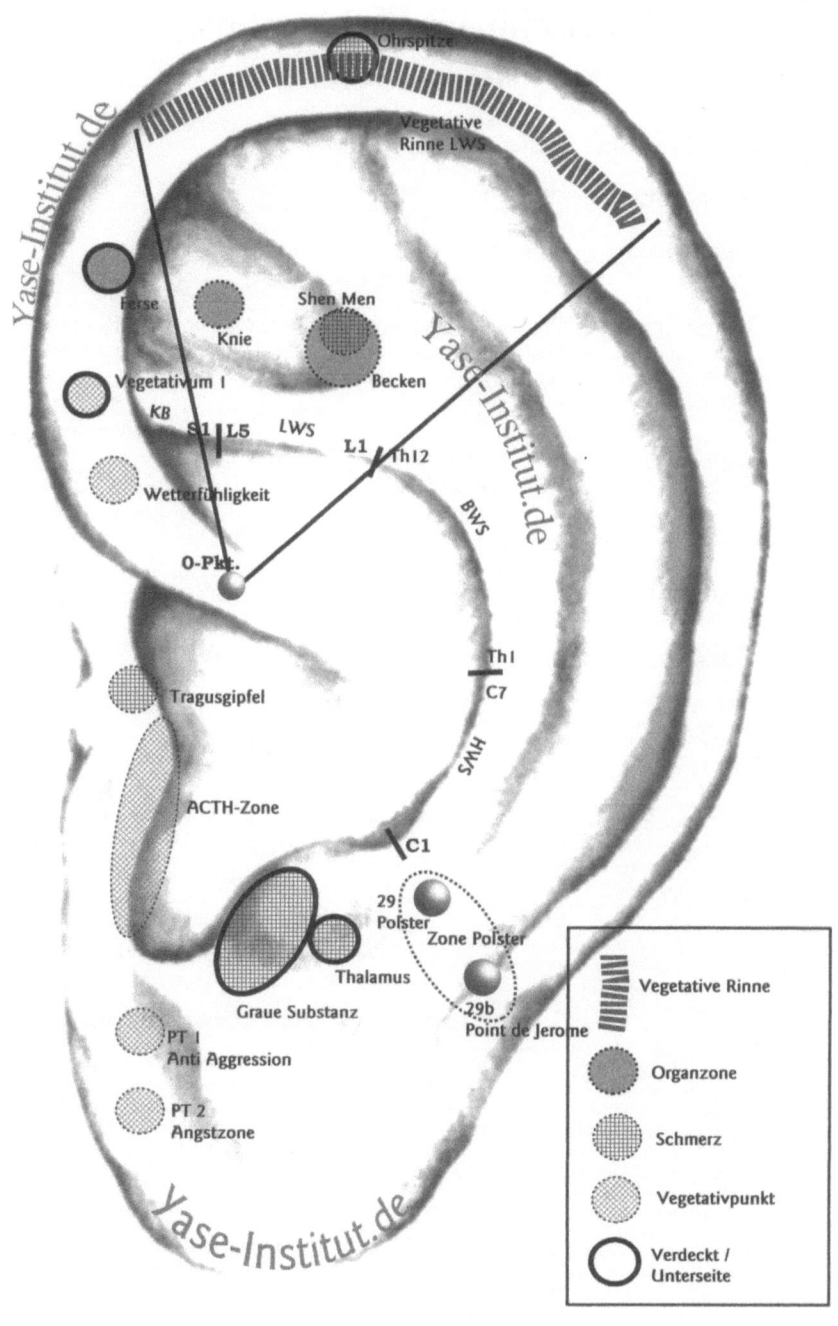

Ohrspitze

Vegetative
Rinne LWS

Ferse

Knie

Shen Men

Vegetativum I

Becken

KB

S1 L5   LWS

L1 Th12

Wetterfühligkeit

BWS

O-Pkt.

Th1
C7

Tragusgipfel

HWS

ACTH-Zone

C1

29:
Polster

Zone Polster

Thalamus

29b
Point de Jerome

Graue Substanz

PT I
Anti Aggression

PT 2
Angstzone

▬	Vegetative Rinne
●	Organzone
●	Schmerz
●	Vegetativpunkt
○	Verdeckt / Unterseite

Achillessehnenschmerz (Achillodynie)

1.	Kontaktpunkt	Polster Zone {S.15}
2.	Veget. Rinne	LWS L 4 – S 5. {S.20}
3.	Organzonen	Fußbereich {S.17} sympathischer Grenzstrang {S.21}
4.	Schmerzpunkt	Ohrspitze / Shen Men / Urtikariazone bei Fülle {S.26} Thalamus graue Substanz Tragusgipfel
5.	Regulation	PT 1- 2 (Antiaggression / Angst) {S.32} ACTH-Zone {S.30} Hormonzone Vegetativum I
	Bemerkung	

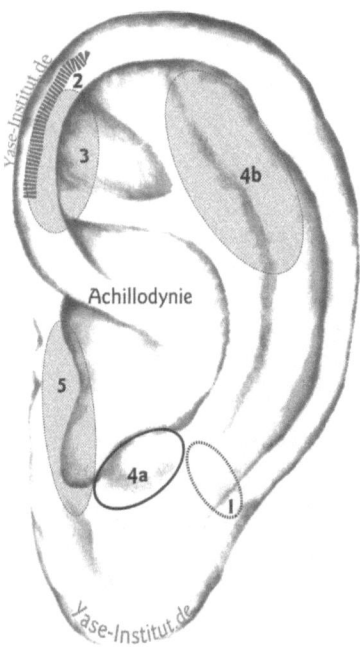

Achillodynie

Schnell-Ablauf-Ohr:

1 – Zone Polster (1)
2 – Vegetative Rinne (2)
3 – Fersenzone (3)
4 – Thalamuszone (4b)
        oder Fülle ausleitende Zone (4a)
5 – Hormon / Regulationszone (5)

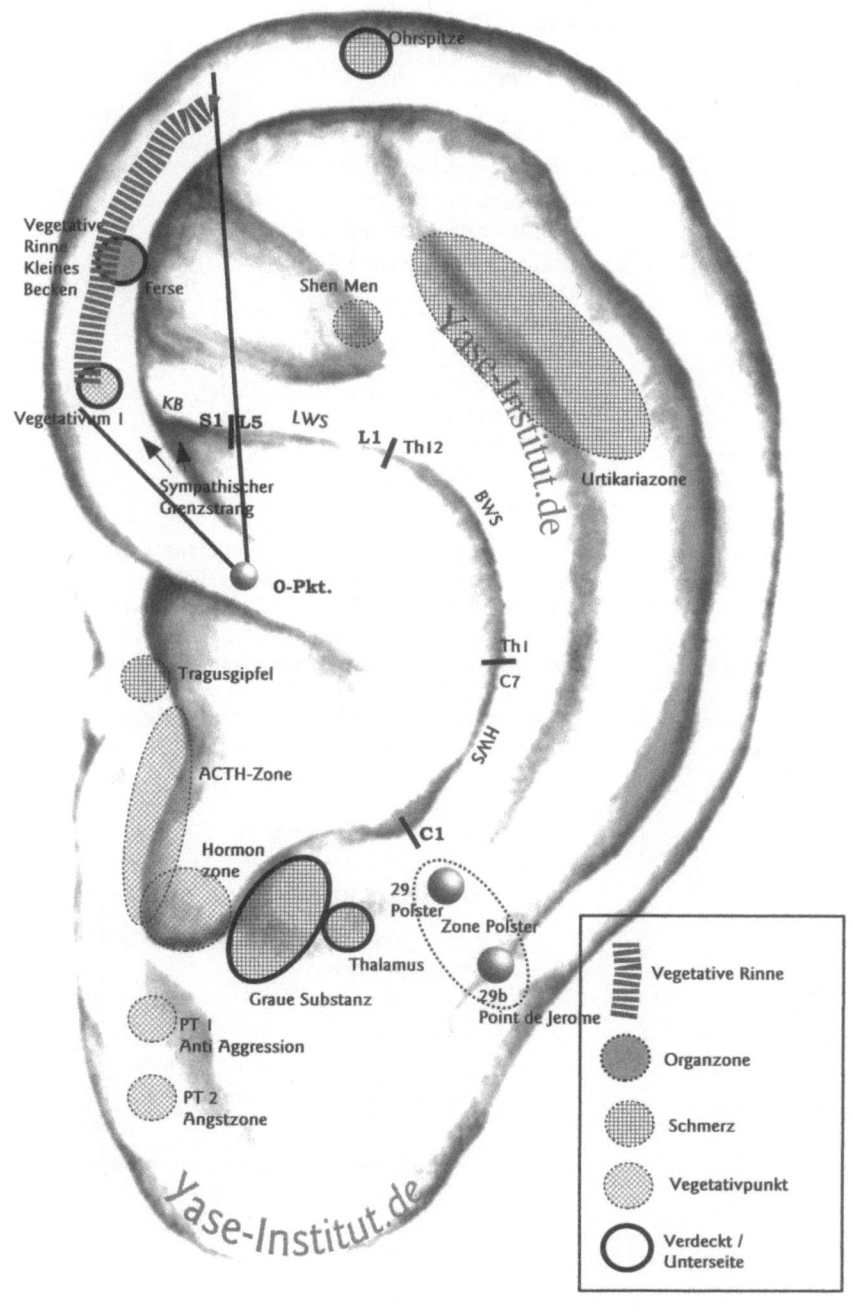

Ohrspitze

Vegetative
Rinne
Kleines
Becken   Ferse   Shen Men

Vegetativum I   *KB*   S1 L5   *LWS*

                                    L1 / Th12

Urtikariazone

BWS

Sympathischer
Grenzstrang

O-Pkt.

Tragusgipfel   Th1
                      C7

ACTH-Zone

HWS

Hormon
zone   C1

              29   Zone Polster
              Polster

Thalamus   29b
                  Point de Jerome
Graue Substanz

PT 1
Anti Aggression

PT 2
Angstzone

▓ Vegetative Rinne	
● Organzone	
● Schmerz	
● Vegetativpunkt	
○ Verdeckt / Unterseite	

Fersensporn (Fasziitis plantaris)

1. **Kontaktpunkt** Polster Zone {S.15}
2. **Veget. Rinne** KrBein S 3 – Cocc. {S.20}
3. **Organzonen** Fußbereich {S.17}
   sympathischer Grenzstrang {S.21}
4. **Schmerzpunkt** Ohrspitze / Shen Men {S.26}
   Thalamus
   graue Substanz
   Tragusgipfel
5. **Regulation** PT 1- 2 (Antiaggression / Angst) {S.32}
   PT 3 – 4 (Trauer / Depression) {S.32}
   ACTH-Zone {S.30}
   Hormonzone
   Vegetativum 1

Bemerkung Der Fersensporn ist mit der Ohrakupunktur relativ
gut zu behandeln. Hier gilt es, die wirkliche
Aktivität im Bereich Fuß-Ferse / vegetativen Rinne
/ sympathischer Grenzstrang {S.21}, alles im
gleichen Bereich um das Ende der Anthelix herum
gelegen, zu finden.
Dazu endokrine Entzündungsmodulation über
Hormonzone und ACTH-Zone.

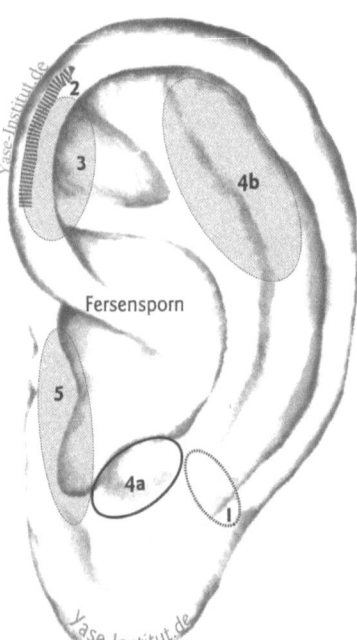

Fersensporn

Schnell-Ablauf-Ohr:

1 – Zone Polster (1)
2 – Vegetative Rinne (2)
3 – Fersenzone (3)
4 – Thalamuszone (4b)
        oder Fülle ausleitende Zone (4a)
5 – Hormon / Regulationszone (5)

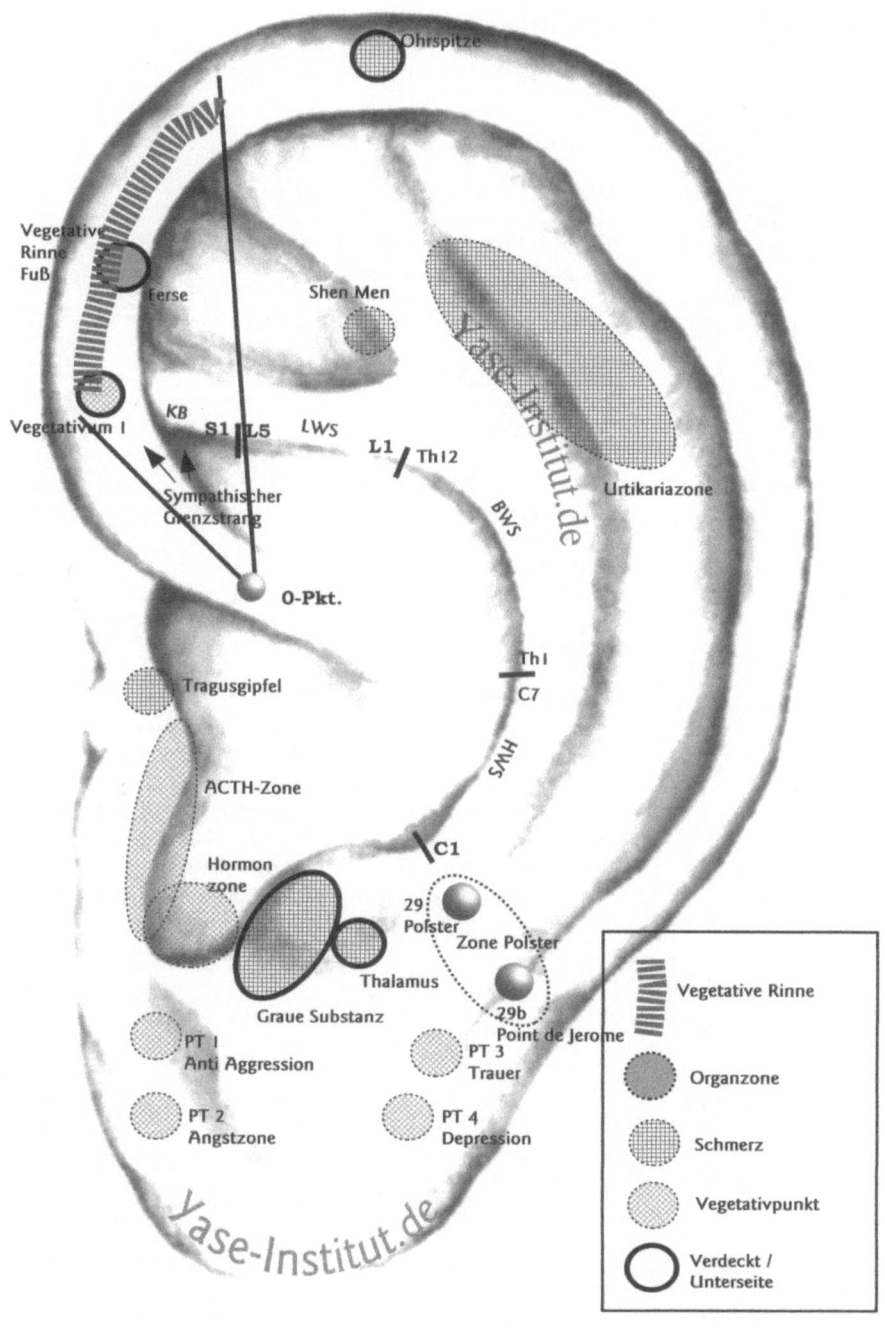

Rheumatische Erkrankungen

1.	Kontaktpunkt	Polster Zone {S.15}
2.	Veget. Rinne	Wenn die Beschwerden lokalisiert sind {S.20}
3.	Organzonen	Der betroffene Bereich {S.17} sympathischer Grenzstrang {S.21}
4.	Schmerzpunkt	Ohrspitze / Shen Men / Urtikariazone {S.26} Thalamus graue Substanz Tragusgipfel Analgesiezone
5.	Regulation	PT 1- 2 (Antiaggression / Angst) {S.32} PT 3 – 4 (Trauer / Depression) ACTH-Zone {S.30} Hormonzone Wetterfühligkeit Vegetativum I Niere {S.33}
	Bemerkung	Rheumatische Erkrankungen sind schwierig zu behandeln. Insbesondere, wenn Immunsuppressiva genommen werden, ist an den grundlegenden Krankheitsmechanismus nicht heran zu kommen. Die Therapie über das Ohr läuft insbesondere über die endokrine Steuerung {S.30} und die psychovegetativen Punkte {S.32} um das Gesamtbefinden des Patienen und seine Compliace zu verbessern. Das grundsätzliche Vorgehen gilt auch für autoimmune Erkrankungen, z.B. von Muskeln.

Frakturen (Knochenbrüche)

1. Kontaktpunkt   Polster Zone {S.15}

2. Veget. Rinne   Der betroffene Frakturbereich {S.20}

3. Organzonen   Der betroffene Frakturbereich {S.17}
   sympathischer Grenzstrang {S.21}

4. Schmerzpunkt   Ohrspitze / Shen Men / Urtikariazone {S.26}
   Thalamus
   graue Substanz

5. Regulation   PT 1- 2 (Antiaggression / Angst) {S.32}
   ACTH-Zone {S.30}

   Bemerkung   Die Ohrakupunktur kann bei Frakturen die Heilung und
   vor allem die Schmerzbehandlung unterstützen.
   Schwerpunkt liegt hier in den Organabbildungen und
   den Schmerzpunkten {S.41}.
   Bei Komplikatinonspatienten {Sudek S.54} sind die
   Psychotropen Punkte {S.32} und die innere vegetative
   Rinne {S.21} mit in die Therapie einzubeziehen.

Spiker

Der Spiker stammt aus dem norddeutschen Spieker (Speicher), dem Korn- und Vorratsspeicher , woraus später der Spickzettel wurde (Vorratshaltung von Wissen für schwierige Situationen, insbesondere im Kontext mit Prüfungen). Hier in Verbindung mit dem Akupunktur-Piker der Spiker, ein ultimativer Hosentaschen- oder Kitteltaschenzettel zur Unterstützung bei Ihrer Ohrakupunktur ☺. Er hilft Ihnen von der Pike auf.

Die nächsten beiden Seiten können Sie sich ausschneiden oder kopieren und zur Unterstützung jederzeit bei sich tragen.

Die **Schnell-Nadel-Ohren** entsprechen den Angaben bei der ausführlichen Besprechung des Krankheitsbildes. Für nähere Angaben schauen Sie nochmal in die Krankheitsbeschreibung. Abschließend finden Sie eine zusammenfassende Punktekarte, auf der alle für orthopädische Erkrankungen relevante Zonen aufgeführt sind.

Wenn Sie mehr Punkte am Ohr kennen lernen möchten, finden Sie eine ausführliche Beschreibung und Lokalisationstabelle zum freien herunterladen und ausdrucken unter Materialien auf der Internetseite **www.Yase-Institut.de.**

Einen **Punkteschieber für verschiedene Erkrankungen** nach dem Konzept der Balancierten Ohrakupunktur können Sie sich ebenfalls frei herunterladen auf www.Yase-Institut.de.

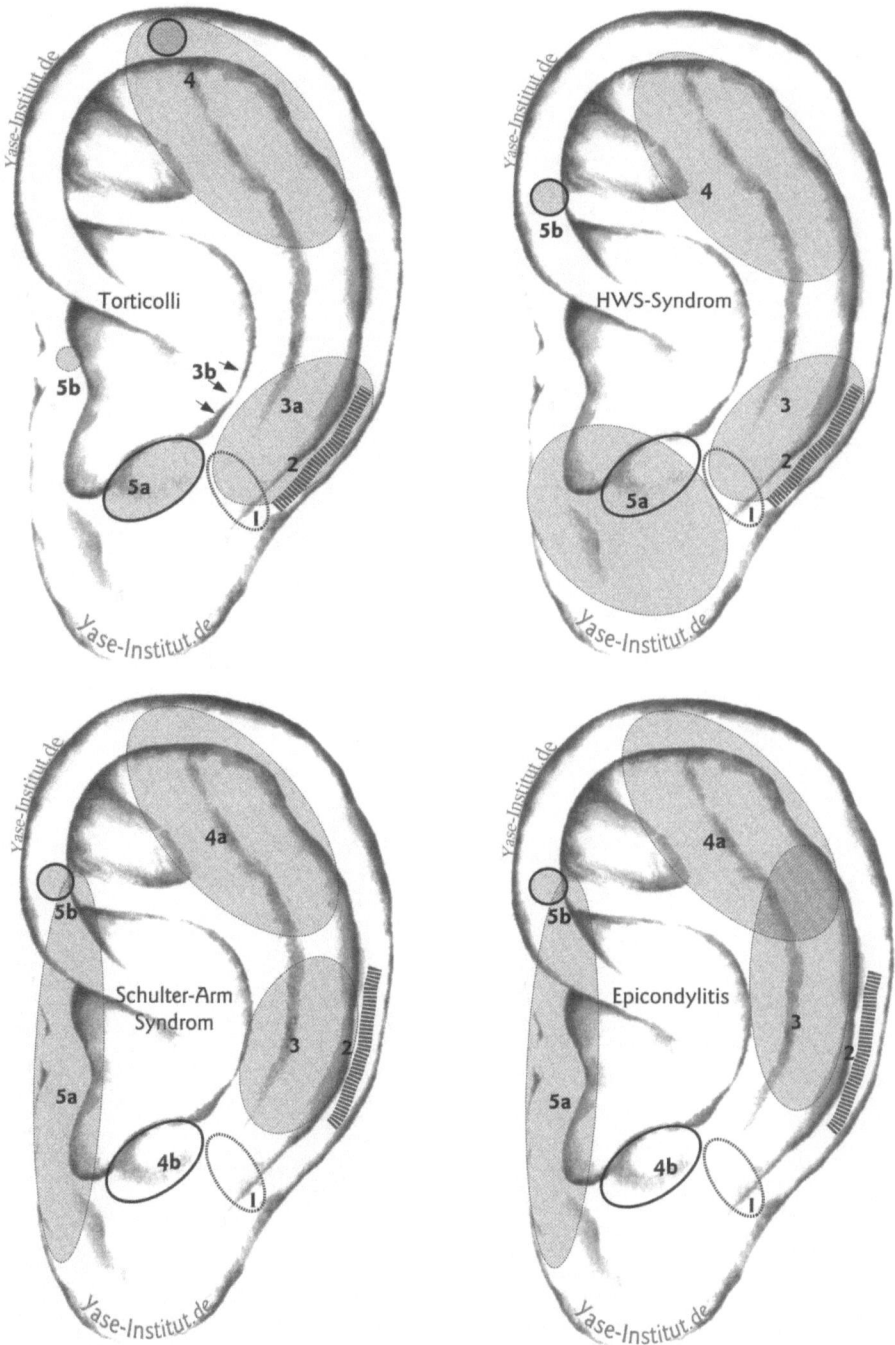

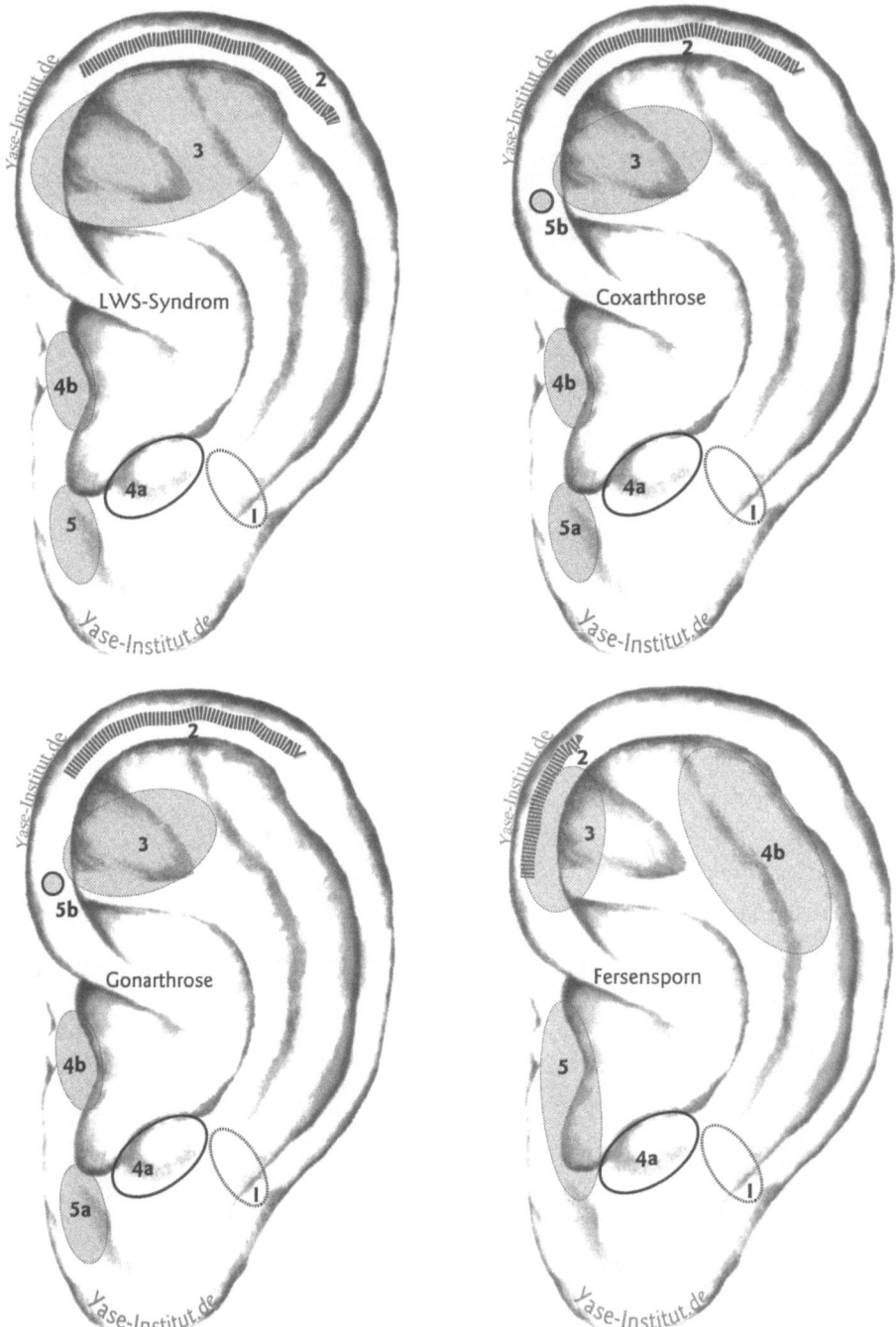

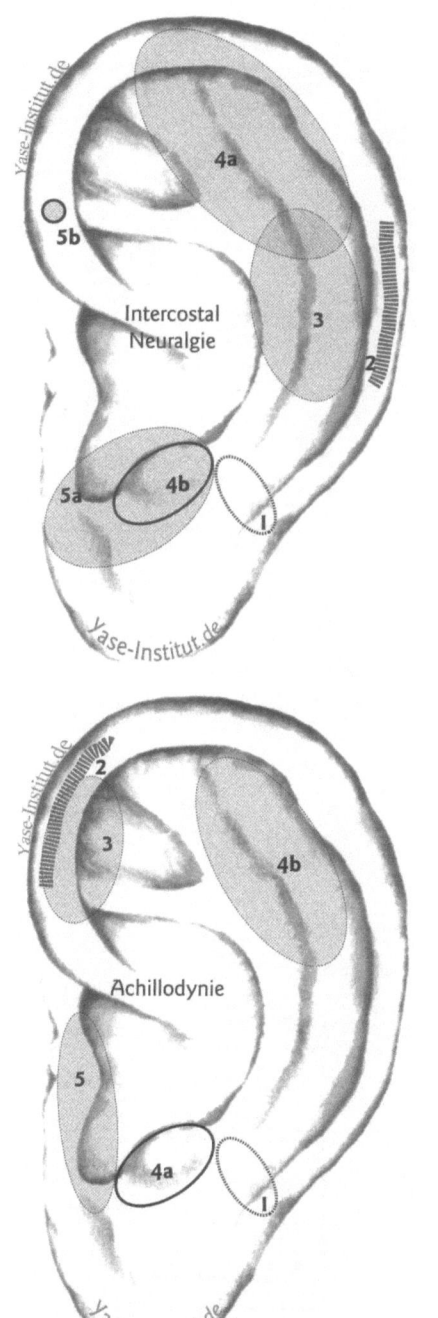
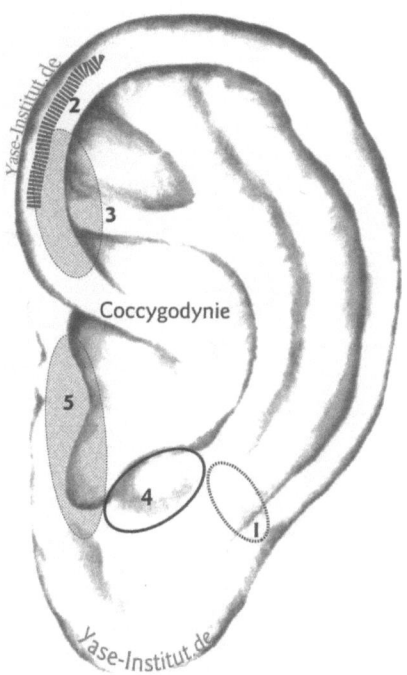

Schnell-Nadel-Ohren

folgen dem Prinzip:

1. Zone Polster
2. Vegetative Rinne
3. Organabbildung am Ohr
4. Schmerzpunkte
5. Vegetativer Ausgleich

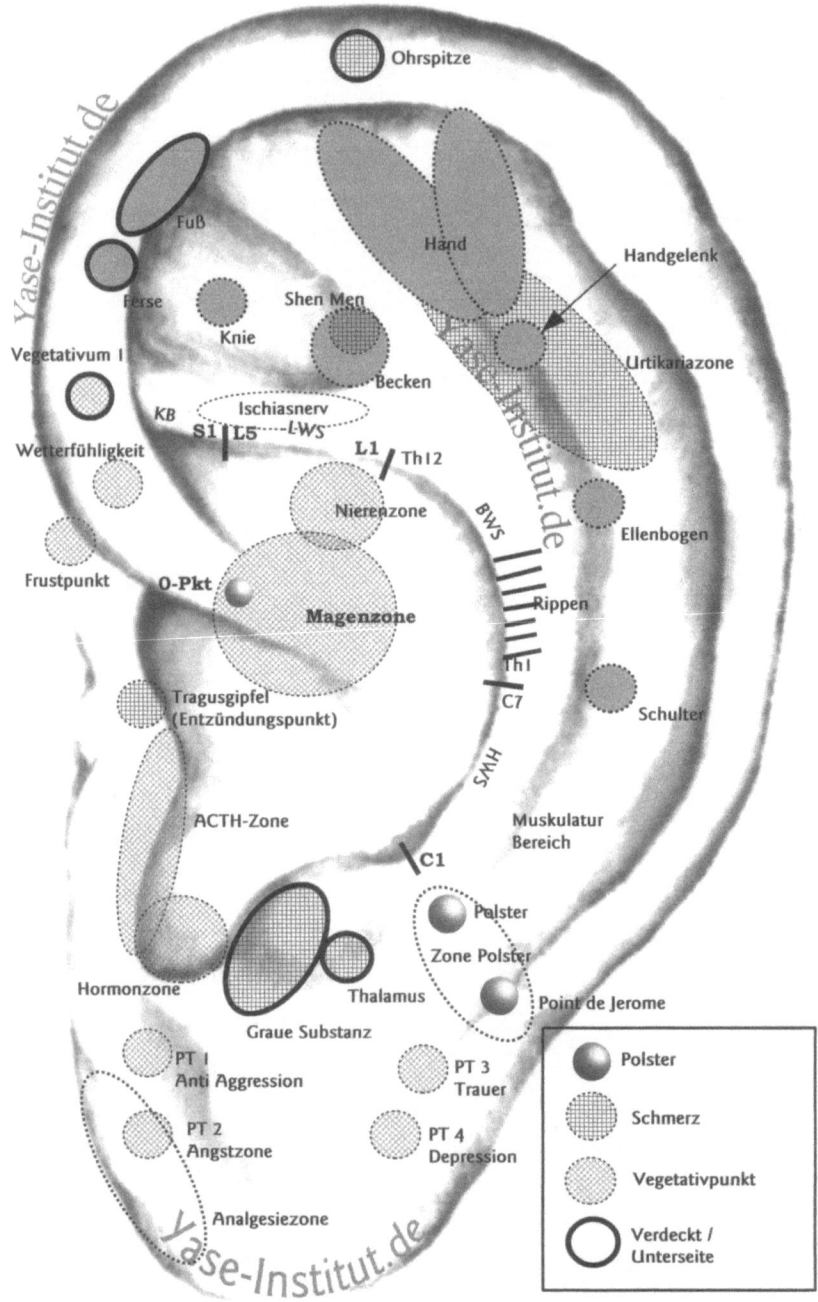

Ohrspitze

Fuß

Hand

Handgelenk

Ferse

Shen Men

Knie

Urtikariazone

Vegetativum I

Becken

KB

Ischiasnerv

S1 L5 LWS

L1 Th12

Wetterfühligkeit

Nierenzone

BWS

Ellenbogen

Frustpunkt

O-Pkt

Magenzone

Rippen

Th1

C7

Schulter

Tragusgipfel
(Entzündungspunkt)

HWS

ACTH-Zone

Muskulatur
Bereich

C1

Polster

Zone Polster

Hormonzone

Thalamus

Point de Jerome

Graue Substanz

PT 1
Anti Aggression

PT 3
Trauer

PT 2
Angstzone

PT 4
Depression

Analgesiezone

Polster	Polster
Schmerz	
Vegetativpunkt	
Verdeckt / Unterseite	

Yase-Institut

Ohrakupunktur | einfach | klar | effektiv

Die Balancierte Ohrakupunktur nach Seeber verschafft Ihnen zufriedene Patienten und langfristige Erfolge in Ihrer Therapie. Weit über orthopädische Erkrankungen hinaus.

Die Balancierte Ohrakupunktur nach Seeber lässt sich hervorragend kombinieren mit Ihren Therapiemethoden und macht Sie erfolgreicher und sicherer.

Das „Intensivseminar Balancierte Ohrakupunktur" bietet Ihnen in nur 2 Tagen eine vollständige Ausbildung in Ohrakupunktur. Aufgrund des besonderen Konzeptes werden Anfänger von Anfang an in die Lage versetzt, mit der Ohrakupunktur erfolgreich zu arbeiten. Sie bekommen alles, was Sie für eine erfolgreiche Anwendung benötigen und können sofort mit Ihren Patienten starten.

Als fortgeschrittener Ohrakupunkteur profitieren Sie besonders von dem neuen Blick der Balancierten Ohrakupunktur, der Ihre bisherigen Fähigkeiten in der Ohrakupunktur deutlich verbessert. Gerade erfahrene Teilnehmer anderer Schulen gewinnen sehr mit den vielen quervernetzenden Informationen in den Intensivkursen des Yase-Institutes.

Informieren Sie sich jetzt unter www.Yase-Institut.de und melden Sie sich gleich zu einem Intensivseminar Balancierte Ohrakupunktur an.

Viel Spaß wünsche ich Ihnen!

Stichwortverzeichnis

Index